青少年脊柱健康

实用指南

冯强 黄昀 主编

中国农业出版社

图书在版编目（CIP）数据

青少年脊柱健康实用指南/冯强，黄昀主编．—北京：中国农业出版社，2017.2（2024.5重印）
ISBN 978-7-109-21580-1

Ⅰ.①青… Ⅱ.①冯…②黄… Ⅲ.①脊柱－保健－青少年读物 Ⅳ.①R681.5-49

中国版本图书馆 CIP 数据核字（2016）第 308406 号

中国农业出版社出版
（北京市朝阳区麦子店街 18 号楼）
（邮政编码 100125）
责任编辑 黄 曦

中农印务有限公司印刷 新华书店北京发行所发行
2017 年 2 月第 1 版 2024 年 5 月北京第 4 次印刷

开本：889mm×1194mm 1/32 印张：4.375
字数：108 千字
定价：25.00 元
（凡本版图书出现印刷、装订错误，请向出版社发行部调换）

广西高校优秀中青年骨干教师
培养工程资助

主　　编：冯　强　黄　昀

副 主 编：李　良　周　誉

参编人员：罗梦婷　丁福芹　李　显

　　　　　张语桐　王文辉　高文婷

　　　　　王　琰　肖兰敏　李　翔

　　脊柱是人体的支柱，是人体传递各种信息的主干。此外，健康的脊柱还是维持人体姿势与正常运动能力的基础。青少年处于身体高速发育的阶段，神经系统、骨骼肌肉系统发育并不完善，外界的干扰很容易影响到青少年的发育状况，特别是脊柱的发育情况。脊柱生理形态的改变不仅可能造成青少年骨骼肌肉系统的疾病，如非特异性腰背疼痛，严重者还有可能造成脊柱侧弯，从而影响内脏器官的发育，如造成青少年的呼吸系统发育不良。

　　在人体的四个生理弯曲中，颈曲和腰曲都是在后天发育中逐渐形成的。长期不正确的身体姿势以及不良生活习惯的养成，以及日益下降的体力活动水平都有可能会影响到脊柱形态与功能发育。随着科技的发展和进步，如今的孩子们的生活方式已经发生了翻天覆地的变化。他们不再像 20 年前甚至 10 年前那样玩耍与嬉戏，取而代之的是过多被电脑、电视、手机和 iPad 占用了时间。青少年坐姿时间日益增多已经成为不争的事实。根据国家国民体质监测中心 2014 年的统计数据，我国青少年"以坐为主"的时间（包括课外作业以及课外娱乐时间）平均每周为 28～36 小时。如果再考虑到平均每天 5～6 小时课堂学习时间，我国青少年的坐姿时间还要进一步增加。人类通过进化，已经适应了双足行走，坐姿时间过长本身就会给脊柱带来较大的影响。同时，我们不难发现，在生活中，很多孩子并不知道怎样正确地使用手机、电脑才能降低脊柱的压力。这些问题看似无关紧要，可正是生活中的这点点滴滴深远地影响着孩子们的成长。

儿童和青少年是祖国的未来。儿童和青少年人群由处于生长发育旺盛期的在校学生为主体构成。然而，青少年脊柱健康以及身体姿态不良尚未引起教师、家长以及学生本人的重视。青少年时期发生的脊柱相关问题，虽然大多数情况下不严重，能自愈，但是会影响到青少年成年后的健康，是我们不能忽视的问题。

本书从脊柱的解剖结构开始，以通俗的语言细致地讲解了脊柱的构造、原理、作用以及骨骼营养与健康等知识。只有通过了解与掌握一定知识，教师、家长和学生本人才能充分地重视自身脊柱健康，预防相关疾病。同时，本书依托国家体育总局体育科学研究所，开发和创编了多种适合青少年脊柱健康的锻炼方法。青少年可以用来进行居家锻炼，有条件的学校也可以组织学生在校利用体育活动时间组织学生进行锻炼。希望本书能引起大家对儿童青少年人群脊柱健康知识的重视，促进青少年脊柱健康。

目录 CONTENTS

第一章 / 了解自己的脊柱

脊柱是什么？其实，它有个更通俗的名称。鲁迅先生的文章里曾经提到过"中国的脊梁"，他把坚贞不屈、任劳任怨，像支柱一样支撑起整个中国的仁人志士们称作"中国的脊梁"。我们一听到别人说"挺起你的脊梁骨"，就会不由自主地把背挺直了。你知道吗，我们口中常说的后背上那根"脊梁骨"，它的学名就叫做"脊柱"，它是我们每个人身体的支柱，对我们十分重要。

第一节 脊柱的功能与生理弯曲

1. 脊柱在哪儿？有什么作用

脊柱位于人体后背的中轴线上，上端与头部相连，下端间接和下肢相连，像一根柱子一样支撑着人体，具有承担身体重量、维持身体平衡的功能。同时，它还具有运动功能，能做较大幅度的前屈、后伸、侧屈和旋转运动，保证人体在日常生活中进行各种复杂的活动。

我们能向前后左右转头、弯腰，都依赖于脊柱的运动功能。其次，它具有良好缓冲能力，比如我们起跳落地的时候，来自地面的冲击力和震荡通过下肢传递到脊柱再传递到头部和内脏时，会减轻不少，它很好地保护了头部、胸腔脏器、腹腔脏器和脊髓，避免它们受到太大的冲击力。

脊柱前屈动作示意图

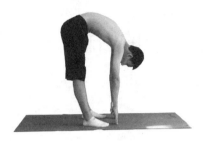 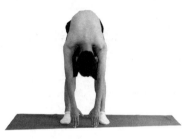

图 1-1-1（1）   图 1-1-1（2）

脊柱后伸动作示意图

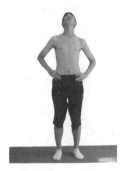 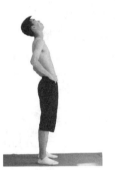

图 1-1-2（1）   图 1-1-2（2）

脊柱侧屈示意图

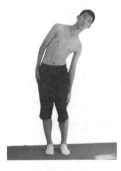 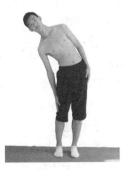

图 1-1-3（1）   图 1-1-3（2）

脊柱旋转示意图

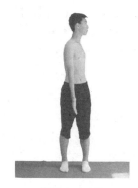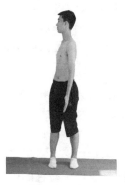

图 1-1-4（1）　　　　图 1-1-4（2）

2. 脊柱真的长得像根柱子吗

虽然我们把脊柱比作一根柱子，但它并不真的像一根光溜溜的柱子一样笔直地存在于我们体内，实际上它是由一块一块的小骨头组合而成的，结构很复杂。我们把这些小骨头称作"椎骨"，根据椎骨所处的位置不同，又进一步把它们分为"颈椎""胸椎""腰椎""骶椎"和"尾椎"。婴儿的脊柱一般由33 块椎骨组成，即 7 块颈椎、12 块胸椎、5 块腰椎、5 块骶椎、4 块尾椎。随着人体的生长发育，4 块尾椎逐渐融合，5 块骶椎也逐渐融合，最终，等到成年时，骶椎和尾椎都变成了 1 块完整的骨头。所以成年人的脊柱由 7 块颈椎、12 块胸椎、5 块腰椎、1 块骶骨和 1 块尾骨，一共 26 块椎骨组成，见右图 1-1-5。

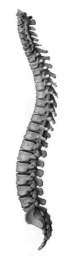

正常成年人脊柱的长度约 70 厘米，女性和老年人的稍短。脊柱腰椎及以上的部分较长，活动范围大，它也像一个立式的衣帽架，悬挂着胸壁和腹壁；骶椎及以下的部分短一些，活动范围小，相对比较固定，主要起缓冲作用，身体的重量由此传递到下肢。

图 1-1-5

不同椎骨的大小也不同，组成脊柱的椎骨自上而下是从小到大排列的，像一座宝塔一样。我们可以用"上细下粗尾部尖"来简单地描述整个脊柱的形状，这是脊柱在人体发育过程中，为了更好地承受压力、更好地发挥机能而产生的适应性。新生儿的椎骨，除了颈椎略小之外，胸椎和腰椎大小是一样的；当他逐渐长大，学会坐起来，站起来，走起来之后，胸椎和腰椎受到的重力也逐渐增大，逐渐发育成上小下大的形状，到发育成熟时，就形成了我们所看到的颈椎小，胸椎往下一个比一个大，到腰椎为最大的"塔形"结构。

3. 脊柱面面观之脊柱的生理弯曲

上一节我们提到，脊柱不是像柱子一样笔直的，那么它到底是什么样的呢?首先，我们通过不同的几幅图来从各面观察一下脊柱吧。下面这三幅图分别展示的是脊柱的正面观、背面观和侧面观。

从正面和背面看起来，颈椎至尾椎成一条垂直于地面的直线。如果你现在就下定论：脊柱是笔直的，那你就错了！别着急，我们再从侧面来观察一下（见图 1-1-8）。

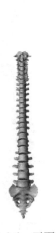
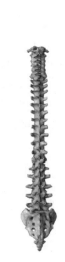
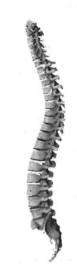

图 1-1-6　正面观　　　　图 1-1-7　背面观　　　　图 1-1-8　侧面观

从侧面观察我们发现脊柱是弯的，而且仔细一数，它有 4 个弯曲，我们把它们称为"脊柱的 4 个生理弯曲"。正常人处于站立位时，脊柱就会显示出这 4 个生理弯曲。同样，根据生理弯曲所处的位置不同，自上而下分别叫作"颈曲""胸曲""腰曲"和"骶曲"。其中，颈曲和腰曲向前凸，胸曲和骶曲向后凸。颈曲向前弯曲，以第四颈椎为最前；胸曲向后弯曲，以第七胸椎为最后；腰曲向前弯曲，以第四腰椎为最前；骶骨和尾骨则向后弯曲，而且女性更加显著。

脊柱的这 4 个生理弯曲，是脊柱的一个重要生理特性和基础结构，是直立行走的哺乳动物所特有的，对人体重心的维持和震荡的吸收起着极为重要的作用。生理弯曲的存在使脊柱更加具有弹性，让脊柱就像一个大弹簧，让它本身在受到冲击力时可以产生形变，减少力的伤害。我们还可以把 4 个生理弯曲比作 4 张弓，实际上，它们不仅长得和弓非常类似，其功能与弓的作用原理也存在着内在联系。我们应当明白，弓本身并不能创造能量。弓只是起到了一个传递能量的作用。当我们拉弓的时候，弓会发生弯曲，这是我们的拉力传递到了弓上，而弓的变形是将拉弓的动能转变为了弓的弹性势能。当我们释放弓弦的时候，弓所储存的势能又通过弓弦的位移传递给了箭，转换为箭飞行时的动能。能量传递就是这样完成的。同理，脊柱的生理弯曲结构起到了良好的传递力的作用。日常生活中，脊柱正是通过生理弯曲吸收冲击力，减少对大脑的震荡，它们的存在直接保证了脊柱的正常生理功能。

脊柱的 4 个弯曲是相互联系与影响的，同时，正常人站立时从前后位观察，作为人体纵向中轴线的脊柱，应该像铅垂线一样，竖直在中轴线上，既不向左偏，也不向右偏。如果脊柱的生理曲度失常了，就会表现出一系列相关疾病的临床症状。

4. 椎骨的结构

通过前面的内容，你对脊柱的整体结构和功能应该有了一定的认识，那么接下来，我们就来仔细看看组成脊柱的每块小椎骨是什么样的吧。

除了第1、2颈椎和骶骨、尾骨的长相比较独特之外，其余椎骨的解剖结构基本相似。椎骨的形状可不是随便长的，这样的结构最大限度地保证了它既结实又轻便。这是一个长着"大众脸"的椎骨，我们来观察一下。见右图1-1-9。

从解剖学上，组成椎骨的各部分名称为椎体、椎弓、横突、上关节突、下关节突与棘突。因为横突、上关节突、下关节突各有对称的2个，加上1个棘突，所以每块椎骨共有7个突起。这些椎体上的突起虽然看起来很怪，事实上

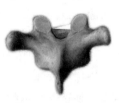

图 1-1-9　椎骨的结构

却有着很大的作用。这些骨性的结构使脊柱能像铰链一样互相连接。再加上附着在骨性结构上的软组织（韧带、椎间盘、肌肉等）的帮忙，它们共同构成了强有力的脊柱。

椎体：椎骨前面的短圆柱状骨块就是"椎体"，它是构成脊柱的结构基础和负重的主要部分，表面为一层较薄的骨密质，内部由骨松质构成。

椎弓："椎弓"位于椎体的后方，呈半环形。椎弓与椎体相连的部分较细，称为"椎弓根"，椎弓根的上下缘各有一处切迹，分别称为"椎骨上切迹"和"椎骨下切迹"。椎弓的其余部分较宽，又称"椎板"。这是连接上位椎体和下位椎体的重要结构。

椎间孔：相邻的两个椎骨切迹形成"椎间孔"，椎间孔里有脊神经。大脑产生的指令都会由脊神经进行传递。保持椎间孔的健康就是保证这条传递大脑指令的"高速公路"畅通无阻。

椎孔和椎管：椎弓和椎体共同围成的圆孔叫"椎孔"，所有椎骨的椎孔从上到下排列成一条纵形的管状，叫做"椎管"，椎管里有脊髓。吃火锅时常吃的牛骨髓、猪骨髓等就存在于牛或猪的这个部位了。

棘突：向后方的一个单独隆起称"棘突"，如果我们用手去触摸后背的脊柱，能摸到一个个的突起，其实我们摸到的就是棘

突。第七节颈椎的棘突特别长，一般在我们充分低头时可以看见脖子后面有一个骨性突起，那就是第七节颈椎的棘突。见右图1-1-10。

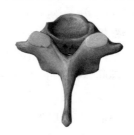

横突：位于椎体和椎弓根的侧方（左右各1个）。

关节突：关节突上、下各1对，位于椎骨上方的称为"上关节突"，位于椎骨下方的称"下关节突"，相邻椎骨的下关节突和上关节突相连接，构成了"关节突关节"，这是脊柱中最为重要的关节。

图1-1-10 第七颈椎棘突体表示意图

了解完典型的椎骨结构，接下来我们再简单介绍一下形状不太一样的骶骨。骶骨位于最后一个腰椎下面，上宽下窄，形状像一个倒三角形，骶骨内有骶管，是椎管的最下部分。其尖向下与尾骨相接。见下图1-1-11、1-1-12。

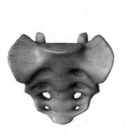
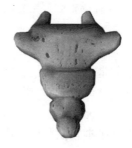

图1-1-11 骶 骨　　　　图1-1-12 尾骨的形状

5. 椎骨间是怎样组合在一起形成脊柱的呢

现在，我们已经知道了脊柱不是一整块完整的骨头，而是由许多小块的椎骨组成的了。那么，这么多块小骨头是怎么联结在一起的呢？没有胶水把它们粘在一起，它们不会散架吗？当然啦，它们确实不是用胶水粘在一起的，但是有一些结构帮助它们联结在一起，甚至起到了比胶水更厉害的粘合作用。这些结构主要包括三种：椎间盘、韧带和关节。除第一、二颈椎间联结和骶、尾骨的联结外，椎骨间的联结可分为椎体间联结和椎弓间联结两大部分。

椎体间联结：

椎体间联结的结构包括椎间盘、前纵韧带和后纵韧带。

椎间盘位于第二颈椎至第一骶椎每相邻的两个椎体之间，成人一共有 23 块，占脊柱全长的 1/4。椎间盘由纤维环和髓核组成。"髓核"是白色柔软而富有弹性的胶体物质，含水量达 80％左右，它就是我们所说的比胶水还厉害的东西之一。包裹住髓核的是"纤维环"，顾名思义，它是环形的，是坚韧而富有弹性的纤维软骨。"坚韧而又富有弹性"是椎间盘最突出的特点，它就像块"橡皮糖"，受力时可产生形变，压力消除后又可以恢复原状。平常我们拧螺丝时，经常要在螺丝下面垫一个橡胶的垫片，目的是缓冲，减少震荡。椎间盘就好比这块橡胶垫片，它承受并均匀分配椎体间的压力，吸取震荡，减轻冲击，保持脊椎的弹性和稳定性。胎儿时期纤维环和髓核的水分含量分别为 80％和 90％，30 岁时分别降至 60％和 75％，随着年龄的增加，椎间盘的含水量会逐渐减少，这使它的弹性也逐渐降低，功能也没有年轻时那么强大了。

前纵韧带是全身最长的韧带，很坚韧，能承受 150 千克的拉力，紧贴在椎体的前面，与椎间盘和椎体的边缘联结牢固，像条带子一样从前面把各个椎骨和椎间盘绑在一起。

后纵韧带细长而坚韧，位于椎体后缘，构成椎管前壁的一部分，与前纵韧带一样，后纵韧带像带子一样从后面把各个椎骨和椎间盘绑在一起。但是后纵韧带在宽度和强度上都不如前纵韧带，尤其是处在腰部的后纵韧带更为薄弱，所以相比起来，腰部的椎间盘也更容易从后面被挤出去，变成我们耳熟的一种疾病——"腰椎间盘突出"。

椎弓间连接：

椎弓间联结的结构包括上、下关节突关节和黄韧带、横突间韧带、棘间韧带和棘上韧带。

上下关节突关节是微动关节，也就是说相邻的两个椎骨之间只能做微小的运动。但是因为椎骨很多，即使相邻的椎骨运动范围很小，但是各椎骨之间运动的总和使脊柱的运动范围变得很大，这也就是为什么我们可以自如地做向前后左右弯腰、转头的动作。

黄韧带联结相邻椎骨的椎弓，横突间韧带联结相邻椎骨的横突，棘间韧带和棘上韧带联结相邻椎骨的棘突。韧带就像是给一棵参天古树周围增加的几道加固绳索，它对脊柱的稳定性起到了加强作用。

最后，我们再来说说比较特殊的骶骨和尾骨，它们两者又是怎样联结在一起的呢？答案是它们之间借软骨相联结。

第二节　脊柱发育过程需要注意什么

1. 人体从什么时候开始拥有了 4 个生理弯曲

前面已经向大家介绍了脊柱有 4 个生理弯曲，即颈曲、胸曲、腰曲和骶曲。其中颈曲和腰曲凸向前，胸曲和骶曲凸向后。人类脊柱的生理弯曲，是在漫长的进化过程中形成的，是遗传基因条件下，人体通过改变自身结构，更好地发挥机体功能的适应性改变。而且，这 4 个生理弯曲也不是我们一出生就都有的。那么，是从什么时候开始，经过了怎样的发育，我们才拥有了这 4 个生理弯曲呢？这就要从人体胚胎时期说起了。

当人体还处在胚胎时期，胸曲和骶曲就在已经形成了，胸椎和骶椎向后凸出，脊柱呈 C 形弯曲。颈曲出现在胚胎第 7 周，此时人体开始出现"喘息反应"，这种反应让脊柱的颈段逐渐形成向前的弯曲，但并不明显，此时头颅和脊柱还是在一条轴线上的。整个胚胎发育时期，人体的脊柱与四足脊椎动物，比如猪呀，牛呀，羊呀，是一样的，只有一个 C 形弯曲。颈曲在一定程度是脊椎动物遗传进化的产物。刚出生的婴儿的脊柱和胎儿时期一样，只具有胸曲和骶曲。新生儿颈部呈稍微向前凸的弯曲，而腰部几乎是直的，与胸部和骶部处在同一弯曲度上。如果我们从侧面观察，只能看见一个向后凸出的弯度。

出生后3～4个月，婴儿开始抬头，颈曲才真正随之出现。出生后6～8个月，婴儿开始端坐，腰曲也随之出现。婴儿在3～8个月期间，学会了抬头和端坐，为了更好地使头与上半身保持平衡，颈部的脊柱也在悄悄地发生着变化，逐渐形成永久性的颈曲。当婴儿在8～9个月开始爬行时，腹部的重量下坠使腰曲逐渐形成。可以想象一下爬行的婴儿，头抬着逐渐形成颈曲，肚子的重量使腰部塌下去形成腰曲。因此，爬行是人类成长过程中的重要环节，对颈、腰椎的健康尤其关键。但是现在许多孩子在要爬的时候，却被家长成天抱在手里，再稍长大一点就放到学步车中，这些都不利于颈、腰椎的正常发育，也是现在颈、腰椎病发病率高的原因之一。所以这也就提醒了家长们，多让孩子爬一爬，不仅仅是促进运动能力的发展，同时还保护了脊柱的健康发育。到了出生后1岁左右，孩子开始直立行走了，腰曲也就基本形成了。人体脊柱生理弯曲的发育过程告诉我们，4个生理弯曲中，颈曲和腰曲都是为了更好地适应功能的需要才出现的。有科学家做了研究，研究结果表明，如果训练猴子让它们学会直立行走，它们也可以出现腰曲。

2. 脊柱在发育过程中还产生了哪些变化

在人体发育过程中，除了生理弯曲发生了变化，脊柱还有哪些结构也是随着发育而改变了的呢？

刚出生时候的脊柱，每节椎骨的椎体和左右椎弓之间仍以软骨结合，出生第一年内，两侧椎弓在后部融合。椎体和椎弓之间的软骨，称为"神经中央部软骨"，是椎骨除椎体上、下生长板，上、下关节突，左右横突外又一软骨区。它的主要作用是负责椎体和椎弓的部分生长，大约在5～6岁时，"神经中央部软骨"完全骨化闭合。其余软骨在青春期出现二次骨化，并在25岁前后完成骨化。

出生后脊柱的生长发育高峰主要发生在婴幼儿期和青春期到

来之际这两个时期。青春期女孩是从 11~12 岁到 17~18 岁，男孩是从 13~14 岁到 18~20 岁。有科学家将脊柱的发育成熟程度与生长速度结合起来进行观察，结果显示 5 岁时脊柱的增长速度最快，并得出 0~5 岁是脊柱在出生后发育最重要阶段的结论。同时，青少年时期，胸椎段的脊柱生长最为显著。而女性大约在 16 岁，男性大约在 18 岁时，脊柱便停止生长发育了。

3. 别让不良姿势伤害了你的脊柱

脊柱的 4 个生理弯曲很重要，我们能在成长过程中逐渐拥有 4 个正常的生理弯曲是一件十分幸福的事情。但是，你以为你拥有了正常的脊柱，就可以肆无忌惮地随意使用它吗？殊不知，日常生活中我们总是在不经意间做很多伤害脊柱的动作，脊柱就算再坚强也经不起我们一而再，再而三的折腾啊！如果脊柱不幸生病了，形状产生了变化，如果你不幸失去了一个或几个生理弯曲，你会发现各种疼痛就找上门来了，你还会发现很多以前轻而易举就能完成的动作现在居然做不了了！那该多么痛苦啊！但是，到那时候才开始意识到问题的严重性就晚了。所以，接下来要告诉大家什么才是正确的姿势，什么又是伤害脊柱的姿势，而且看完以后你一定会惊奇地发现，这些错误姿势和动作，正是你经常使用的呢！如果真是这样，那一定要时刻提醒自己，养成良好的姿势习惯，别再委屈你的脊柱了。

4. 脊柱保持什么样的姿势最理想

不良姿势通常是脊柱损伤的潜在因素。我们可以通过从后面和侧面观察一个人，大致判断这个人的脊柱是不是处于理想姿势。站立时，从侧面观察，一个人的耳垂、胳膊肘尖、股骨大转子、膝关节外侧中央、外踝稍前方这几个点应该连成一条垂直于地面的直线，此时骨盆也处于中间位置，没有过度向前或向后倾斜。

从后面观察，一个人的后脑勺中央、脊柱的所有棘突、臀部中央裂、两个膝关节内侧中心、两个踝关节内侧中心这几个点也应该连成一条垂直于地面的直线。

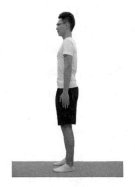 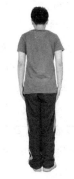

图 1-2-1　理想姿势侧　　图 1-2-2　理想姿势
　　　　　面观　　　　　　　　　　后面观

上面两图所示就是我们所说的理想姿势，也就是脊柱的 4 个生理弯曲都处于正常结构的状态。

5. 常言道"坐要有坐相"，何谓"坐相"

从小我们就被教育"坐要有坐相"，那什么是"坐相"呢？你大概也对此有个粗略的认识，那就是坐的时候要坐直。没错，坐姿挺拔是预防脊柱疾病的关键。不良坐姿是颈椎、腰椎最大的杀手，长期处于不良坐姿，颈曲和腰曲都会变平，脖子、肩膀还有腰背部都容易僵硬酸痛。

并不是自己感到舒服的坐姿就是好的坐姿，正确健康的坐姿应是上身挺直，两侧肩膀放松，收腹，下颌微收，将整个臀部完全坐到椅子上，双脚平放地面，并拢。如果坐在有靠背的椅子上，则应在上述姿势的基础上尽量将腰背紧贴椅背，这样腰部的肌肉不会太疲劳。同时，最好在椅背和腰部之间放一个靠垫。

靠垫的放法也是有讲究的：首先靠垫一定要放在腰部，放到胸背部是不正确的；其次，靠垫不要太厚，以 10 厘米左右厚度的软垫为最好。这样我们在向后压靠垫的时候，正好把它又压缩了 5～8 厘米，此时最符合腰曲的生理结构，如果软垫太厚则会造成腰曲的过度前凸，物极必反的道理大家都明白吧！

青少年坐在课桌前听课时，应保持好 2 个 $90°$：腰背挺直，

与大腿成 $90°$；与大腿和小腿成 $90°$。见下图 1-2-3、1-2-4。

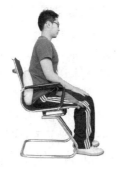

图 1-2-3　正确的坐姿

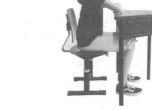

图 1-2-4　课桌前的 2 个 $90°$

如果你是坐在电脑桌前使用电脑，最好选择头部也有倚靠的电脑椅，并且身体稍向后倾，把头靠在上面，眼睛距电脑屏幕约 $50\sim70$ 厘米，眼睛应以俯角 $15°\sim20°$ 俯视屏幕，也就是注视的文字应低于视线约 3 厘米。不要把脖子往前伸，探着头去看电脑屏幕。见下图 1-2-5。

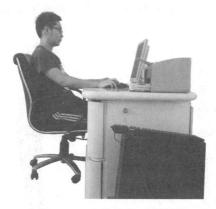

图 1-2-5　电脑前的正确坐姿

6. "低头族"的危害很大吗

随着智能手机的普及，手机上五花八门的资讯越来越吸引人们长时间低着头看手机。"低头族"一词也悄然走进了我们的生活，这个词用来形容那些每天都要花大量时间低头拿手机聊天，看新闻，看视频，打游戏，看小说的人。细长的颈椎顶着重要的头颅，本来就很辛苦，当头部垂直于颈椎也就是我们平视前方时，颈椎所承受的仅是来自头部的重量，约 4.5～5 千克；而当头向下低 15°时，颈椎所受到的压力变成 2 倍，约 12 千克；此时你还在玩手机，不知不觉头又低了一点，达到 30°时，颈椎要承受 18 千克的重量；玩手机时间太长了，低头角度达到 45°了，颈椎所承受的压力也增加到 3.7 倍，变成 22 千克；好吧，若是低头的角度达到 60°，颈椎承受的压力更是达到了垂直时候的 4.5 倍，27 千克，相当于一个 7 岁的孩子成天骑在你脖子上，脆弱的颈椎怎么能受得了呢！见下图 1-2-6。

这时候，尽心尽力的颈椎为了维持头部稳定，就会让肩膀和脖子都很紧张，过度紧绷，腰椎负担也会加大，让整个脊柱都不好了。成为"低头族"后要不了多久，肩颈肌肉酸痛、腰酸背痛、颈椎病等症状都会接踵而至。

我们应该养成这样的习惯：保持正确的坐姿，最好把手机拿起来，拿到与视线齐平或稍低的地方，低头看手机不超过 15 分钟。见下图 1-2-7。

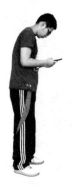
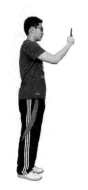

图 1-2-6　无处不在的低头族　　图 1-2-7　看手机的正确姿势

7. 跷二郎腿挺舒服，可是脊柱挺难过

你是否还有经常跷二郎腿的习惯？如果总是跷二郎腿，容易造成腰椎与胸椎压力分布不均，导致骨盆两边不等高、腰椎后凸、

引起脊柱变形，诱发腰椎间盘突出，导致慢性腰背疼痛。见下图1-2-8（1）、1-2-8（2）。青少年处于生长发育期，跷二郎腿更容易形成驼背，双腿不一样长，甚至是脊柱侧弯。跷二郎腿危害多，所以平时还是保持正确坐姿，尽量不要跷了吧，如果一时改不了，每次跷腿别超过 10 分钟。

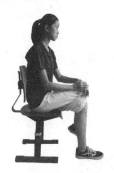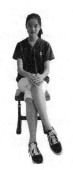

图 1-2-8（1） 跷二郎腿时侧面　　图 1-2-8（2） 跷二郎腿时正面
　　　　　　的身体形态　　　　　　　　　　　的身体形态

8. 恨不得长在沙发里的你，该挺起腰坐好了

柔软的沙发人人爱，有的人往沙发里一窝就是几个小时，看电视、玩手机的确很放松，可是这样，脊柱又在受苦了。窝在沙发的时候，整个后背陷进沙发里，脊柱都变成 C 形了，颈曲腰曲也消失了，同时腰椎缺乏足够支撑，处于折角状态，上半身的重量全压到了腰椎这一个受力点上，椎间盘所受重力增大，不利于脊柱保持正常生理结构。肌肉、韧带处于松弛状态，失去原有的固定作用，脊柱易出现变形，生理曲度变直，久而久之会造成椎间盘突出。平衡和对称是脊椎的最爱，窝在沙发里的一些歪七扭八的姿势，也许会让你自我感觉很好，但是你可能没意识到，这种状况下脊柱很煎熬。见图 1-2-9。

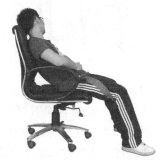

图 1-2-9 坐在椅子上的不正确坐姿

9. 堆积如山的作业让你一直坐着起不来了

青少年每天学习的时间长达十几个小时，写不完的作业和听不完的课让他们一直坐在那里埋头苦干。人们常说"坐下来休息"，认为坐就是一种休息，但对于腰椎来说却是一个例外。人平躺时，腰椎承受的压力最小；站立时次之，因为此时头、躯干、上肢的重量都可以往下肢传递；坐位时，腰椎受到的压力比站着时更大；最糟糕的坐姿就是前倾约 70°了。如果把平躺时腰椎受到的负荷规定为 1，那么站立时的负荷是平躺时的 1.5 倍，前倾 70°坐位时的负荷立刻增加到 2.5 倍。所以，也不能持续坐着学习和工作，课间十分钟起来走动走动是很有必要的，与其抓紧这 10 分钟多写一道题，不如起来去上个厕所或者伸个懒腰，使紧张的腰部得以解放片刻。

10. 这个题目真难，让我托着腮帮子想想

托腮思考也是很多青少年的习惯性动作，但是这对颈椎非常不利，容易造成颈椎错位，还会诱发头痛，背痛。见下图 1-2-10（1）、1-2-10（2）。

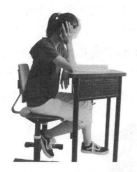 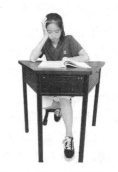

图 1-2-10（1）　托腮姿势侧面　　　　　图1-2-10(2)　托腮姿势正面

11. 椅子坐太多臀部要变大，只坐一半可以吗

有的人坐着时习惯臀部只与椅子搭个边，背部斜靠着椅背，腰部悬空，认为这样臀部和椅子接触面积小，就不会变太大了见后图 1-2-11。其实臀部会不会变大和它接触了多少椅子间没有必然联系，但是这样的坐姿却对腰部伤害很大。这是因为，这种坐

姿令腰部失去椅背的支撑，压力会很大，容易造成腰椎骨盆错位。

为了让脊柱保持健康，光是一个坐姿就有这么多讲究，日常生活中真的要好好注意养成良好的坐姿习惯。

12."站如松"是怎么个站法

站立时，做到挺胸、抬头、双臂自然下垂，让全身重量均匀分布在两条腿上，收腹，不要把肚子挺出来。从侧面观察，一个人的耳垂、胳膊肘尖、股骨大转子、膝关节外侧中央、外踝稍前方这几个点应该连成一条垂直于地面的直线，此时骨盆也处于中间位置，没有过度向前或向后倾斜，这就是正确的站姿。

13. 站立时你一直在"稍息"吗

不少人平常站立时，总是无意识地把身体重心放在一条腿上，短时间这样站，确实比"站如松"舒服得多，但是如果长时间如此，会导致腰椎两侧受力不均，造成骨盆歪斜、脊柱侧弯，出现腰背疼痛。

14. 头部前伸还驼背的树懒是你吗

驼背也是一种异常姿势，

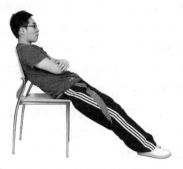

图 1-2-11　椅子只与臀部搭个边的姿势

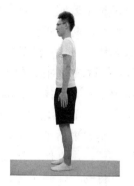

图 1-2-12　正确站姿

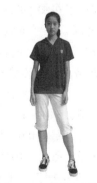

图1-2-13　"稍息"站姿

常伴有头部前伸。如今这种体态似乎
已经成为一种常态。驼背不再是老年
人的专利，不少青少年在成长过程
中，也长期低头垂肩，姿势不良，导
致脊柱朝不正常的方向发育。见右图
1-2-14。驼背的人胸曲向后凸的弧度
过大，而肩膀和头部过度向前，这种
情况下身体还要维持平衡不至于摔
倒，该怎么办呢？只能靠增加颈曲和
腰曲的前凸弧度来"中和"一下了，

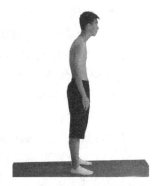

图 1-2-14　头前伸驼背站姿

所以又进一步造成了颈椎和腰椎的变形，改变了整个脊柱的生理
结构。严重的驼背还会让人呼吸变浅和不顺畅，胸口就像被紧身
塑胸衣勒住了，这种感觉想必不是那么舒服。

15. 听说站着对腰椎压力小一点，那就经常站着好了

虽说站立时脊柱承受的压力确实
要比坐着小，我们也确实不能久坐，
要时不时站起来活动一下，注意，是
"活动一下"，一直保持站立姿势不动
也是不可行的。你确实可以把一些平
常坐着完成的事情变成站立姿势来完
成，但是别忘了在脚下踩垫脚物，并记
住双脚轮替踩，这样可以防止腰背部
长时间处在紧张状态（见右图1-2-15）。

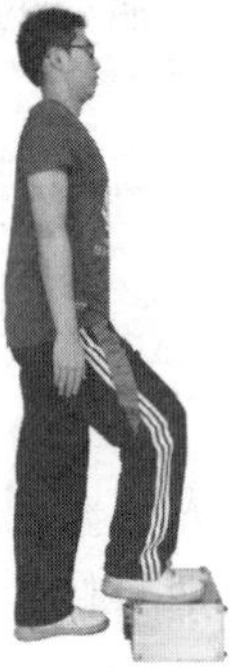

16. 走路，你的姿势对吗

图 1-2-15　站立时脚下踩垫
脚物

说到要经常站起来活动活动，那
就出去走走吧！早在 1992 年，世界卫生组织就提出关于 21 世纪
的健康箴言："最好的医生是自己，最好的药物是时间，最好的
运动是步行"。那么，用什么样的姿势走路对脊柱才好呢？

第一，头部摆正，平视前方，不要盯着路面，将视线保持在
前方大约 5 米的位置。可以想象一下头悬梁的感觉，好似有一条

绳子系住你的头发，把你往上提拉。第二，一定不要驼背，而是将胸部挺起来，同时收紧腹部和臀部，让全身线条收紧。第三，手臂轻微弯曲，随着步伐自然摆动，避免尴尬地不知道把手放哪里才好。第四，肩膀放松，既不要耸肩，也不要向前倾。第五，把握呼吸的节奏，走路时可以有意地调整呼吸，建议走三步吸气一次，然后走三步呼气一次。最后，走路不要太快也不要太慢。那么，速度怎么把握呢？这里有一个简单的方法：如果你走路的时候可以和别人正常谈话，但是想要唱歌的话就比较费力时，就是合适的速度了。

17. 穿高跟鞋挺美的，可是脊柱不喜欢

爱美之心人皆有之，蹬上高跟鞋，气质一下就不一样了，有些女孩子还在青春期就开始穿高跟鞋。一双鞋就像是高楼大厦的两个地基，对人体重心有很大影响。穿高跟鞋会使人体的重心过度前移，必然造成骨盆前倾，腰曲增大，腰椎受力变得集中，长此以往很容易造成腰痛、腰椎间盘损伤。同时，还容易导致胸椎小关节紊乱。青春期的女孩身体发育还未完全成熟，经常穿高跟鞋更是不利于脊柱的正常生长。如果是特殊场合必须穿高跟鞋，那么尽量选择后跟高度小于4厘米的鞋，而且走路时尽量将重心放在脚后跟而不是前脚掌。另外，每天不要穿同一双高跟鞋穿，选择不同高度的高跟鞋轮换着穿会好一些。

18. 躺着不想起来？当心脊柱会累

理想的睡眠姿势应维持脊柱的正常生理曲度，并保证全身的肌肉自然松弛。见右下图1-2-16。否则，8小时的睡眠时间加长年累月的重复，可能引起脊柱的病变或急性的损伤。平躺仰卧的时候，枕头要刚好从整个头部一直垫到脖子，但不能继续往下垫到肩膀，这样颈曲加大，颈椎会受到压迫；更不能只垫到一半的后脑勺，这样会让颈椎悬空没有支撑。见后图1-2-17、1-2-18。

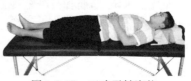

图 1-2-16 正确平躺姿势

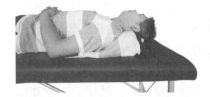

图 1-2-17 错误平躺姿势 1（枕头垫到肩膀）

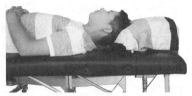

图 1-2-18 错误平躺姿势 2（枕头只垫一半的后脑勺）

　　膝盖下面最好垫一个小枕头，这样可以使得大腿和膝盖微屈，腰背部肌肉得到放松，降低腰椎的压力，减小腰椎间盘突出的风险。习惯侧躺的人，枕头高度要加高一倍，应以躺下后自己的一侧肩宽与枕头的高度一致为宜。两膝之间也要夹个小枕头。见下图 1-2-19。同样是为了缓解腰部压力，如果腰部和床之间空隙太大，可以在腰下垫毛巾卷，保持整个脊柱平行于地面，消除脊柱侧向的凹陷。趴着睡时颈椎承受过大压力，最好避免。

　　合适的枕头有利于全身放松，保护颈部和大脑，可以促进和改善睡眠。如果枕头太高，容易引起颈椎病。因为枕头太高，头部被过分

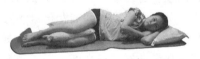

图 1-2-19 正确侧躺姿势

垫高，改变了颈椎正常的生理弯曲，使得颈后部和肩部肌肉长时间被拉长，易造成颈部疲劳，肌肉产生痉挛，并出现颈肩酸痛、手麻、头昏等症状。如果枕头过低，会导致人体供血不均衡，容易造成鼻黏膜充血肿胀。而鼻黏膜很敏感，一肿胀便会影响呼吸，同样会造成脖子与肩膀的酸痛。不垫枕头就更不行了，如果没有枕头，人在仰卧时头部过度后仰，易张口呼吸，进而产生口干、舌燥、咽喉疼痛和打呼噜现象。如果侧卧时不垫枕头，由于肩膀的高度使头离床面还有一段距离，头枕在床上时，颈部肌肉会被过分拉长，产生疲劳，导致痉挛、疼痛，出现"落枕"的现象。

　　那么，如何挑选一个适合自己的枕头呢？一个理想的枕头应

是符合颈椎生理曲度要求，质地柔软且透气性好，以中间低，两端高的元宝形为佳。因为这种形状可利用中间的凹陷部来维持颈椎的生理曲度，也可以对头颈部起到相对制动与固定作用，可减少在睡眠中头颈部的异常活动。成年人的枕头高度以15～20厘米为宜，侧卧时与自己的一侧肩宽高度一致为宜。青少年的枕头以仰卧时枕高一拳（握拳虎口向上的高度为拳高标准），侧卧时枕高一拳半最佳。简而言之就是睡觉时，枕头塞满颈椎即可，不要让颈椎悬空，也不要让颈椎被过分垫高，以免造成肌肉紧绷，颈椎无法放松。大家可以检查一下自己的枕头：当仰卧平躺时，下巴尖儿如果朝天，就表示枕头太低；如果下巴往下压，则枕头太高；下巴应该保持水平，才是舒服且正确的枕头高度。枕芯最好别选大块的棉花或海绵，最好用较细的颗粒状物填装。因为颗粒状填料可以很好地塑型，睡觉时后脑勺可以压出一个凹坑来，周围凸起的部分正好可以顺着颈曲把颈部托起。

说完了枕头，我们再来看下床。

青少年处于生长发育期，骨骼尚未定型，挑选一张合适的床显得尤为重要。如果床太软，很可能造成脊柱侧弯和生理曲度的改变。所以最好选择硬板床，并垫上稍硬一些的床垫。理想的床垫标准是：平躺在床垫上，手往颈部、腰部、臀部和大腿连接处这三个地方向里平伸，看有没有间隙；侧躺时，你可以用同样方法试试身体曲线凹陷部位和床垫之间有没有间隙，如果没有，就证明这个床垫与你在睡眠时颈、背、腰、臀和腿的自然曲线贴切吻合，这样的床垫对你来说是软硬适度的。

不要轻视了床和枕头的重要性，人的一生大概有1/3的时间在睡觉。拥有了合格的床和枕头，再加上正确睡姿，你的睡眠质量一定会更好，各种因为脊柱引起的毛病也不会犯了。

19. 趴在桌子上解决午休有什么害处

许多青少年累了就趴在课桌上打盹，甚至较长时间的午休也在课桌上解决，那一定有过醒来以后脖子僵硬酸痛的经历。见后图1-2-20（1）、1-2-20（2）。

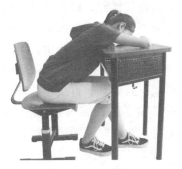

图 1-2-20　（1）趴在课桌上睡
　　　　　　觉的姿势（侧面）

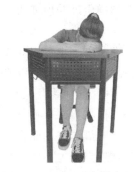

图 1-2-20　（2）趴在课桌上睡
　　　　　　觉的姿势（正面）

　　这个姿势不利于颈椎保持生理弯曲，可能导致颈椎问题。所以午休最好躺下，如果条件实在不允许，可以用书本、软垫等把课桌垫高，使头不至于低得太下（见图 1-2-21）。

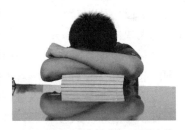

图 1-2-21　正确的桌上睡觉姿势

20. 半躺半坐何时了

　　要说最惬意的事，莫过于伸直双腿，半躺在床上看书、听音乐还有玩手机了。然而，半卧位时，腰椎会因缺乏足够支撑，导致原有弧度被改变，椎间盘所受重力不断增大，诱发腰椎间盘突出。所以建议保持半躺姿势别超过 15 分钟或改成将一腿弯曲、另一腿伸直的姿势，数分钟后交换，避免压力集中在一个点上（见下图 1-2-22）。

21. 早晨起床别太快

　　你是否也曾经被早晨的闹钟惊醒，心里想着"糟糕，要迟到了"，然后一个激灵就从床上弹起来的经历？一次两次也许不要紧，但万一养成了习惯，即使是年轻人也

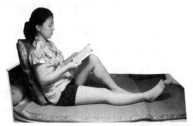

图 1-2-22　正确的床上看书姿势

总有扭到脖子，闪到腰的时候。这主要是因为本来平时颈部和腰部的肌肉就僵硬，在床上躺了一晚，肌肉还没放松就瞬间下床，很容易受伤。所以正确的起床姿势应该是：起床时先翻身，采取右或左侧躺，然后用手部的力量将上半身撑起来，再把脚移到床外，放在地面上，慢慢起身。

22. 蹲下去也是有讲究的

下蹲时过猛或使用不正确的蹲姿，也可能会伤到腰部。正确蹲姿是，下蹲时，两腿合力支撑身体，先蹲下去而不要先着急弯腰，"高低式"蹲姿最利于腰部健康，即一脚在前，一脚在后，两腿靠紧向下蹲，在前面的脚全脚着地，小腿垂直于地面，后面的脚脚跟提起，脚掌着地。见下图 1-2-23（1）。错误的蹲姿就是双腿直接下蹲，这样的动作会给脊柱带来较大的压力，我们应当尽量避免。见下图 1-2-23（2）。

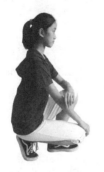
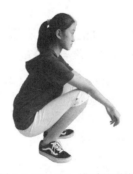
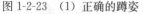

图 1-2-23　（1）正确的蹲姿　　　图 1-2-23　（2）错误的蹲姿

23. 地上的重物怎么搬

想想你在搬起地上的一摞书，或者装满水的脸盆时，是怎么做的？是不是直接弯腰去抱它？见后图 1-2-24。搬起来后还挺着肚子，把它抬在离自己身体前面老远的地方，憋着劲儿一路小碎步把它运走？实际上这都是错误的动作模式。

大家都学过初中物理，在这样的动作模式下，我们主要是通过脊柱屈曲，运用远端背部力量把重物搬起来的，这就形成了一个费力杠杆，对支点处也就是脊柱的腰段压力特别大，从而容易造成腰部损伤。因此，在搬抬重物时，应当先蹲下去，身体向前靠近重物，优先使用腿部而不是背部力量，减轻腰背部的负担；同时，应当逐渐加大用力，防止腰部的突然受力。见下图 1-2-25。如果重物太沉，就别难为自己了，找个人来帮助你一起搬吧。

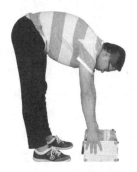 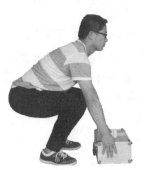

图 1-2-24　错误的搬　　　图 1-2-25　正确的搬重
　　　　　　重物姿势　　　　　　　　物姿势

24. 高处的重物怎么搬

搬运或者移动高处的重物时，如果够不着，就不要踮着脚、仰着头勉强进行了（见下图 1-2-26），去找一个稳定的垫脚物，站高一点，让身体处在相对放松的姿势上再去搬，脊柱就会轻松很多。

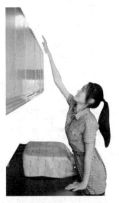 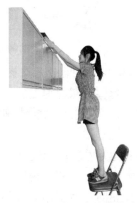

图 1-2-26　错误的高处搬物姿势　　　图 1-2-27　正确的高处搬物姿势

25. 你还在单手提重物吗

从超市采购了一大堆沉甸甸的东西归来的你，是不是觉得自己"力拔山兮气盖世"，把所有东西装进一个购物袋，用一只手提着就走了？但是，单手用力提重物会使身体整体倾斜，重量分配不均，使脊柱两侧受力不等，造成椎间盘只是一侧被用力挤压，同样对椎间盘的危害很大。所以在平时生活中，尽量双手提相同重量的物品，比如把重物分成两个购物袋装，一手提一个，保证躯干平衡和腰椎受力均匀。或者稍微屈肘，用手臂的力量去提重物，保持脊柱正直，而不要让重物把你的身子拽歪了，这样既有利于脊柱健康又能够锻炼手臂的肌肉力量。另外要注意的是，提了重物以后，不要突然扭头或者扭腰，各种姿势的转换都不要过猛。

26. 用你的脖子"煲电话粥"可以吗

想打电话又想打游戏的时候，你是不是恨不得再长一双手？这个愿望不能实现，于是你就让脖子派上了用场？殊不知，当你用头和肩膀夹着手机打电话时，双手是解放了，但这样让可怜的颈椎向一侧过度用力，这本来不属于颈椎的职责范围的，如果非要让颈椎担此大任，就可能导致颈部肌肉痉挛和过度疲劳，造成脖子酸胀、疼痛，埋下颈椎病的隐患。所以，手没空又需要打电话时可以插上耳机，就算是万不得已要借用一下脖子，也最好不要超过十分钟。

27. 别让书包成为"脊柱杀手"

背包已然成为人们日常生活中不可或缺的工具之一，青少年是使用背包的主要人群，但背包对人体的影响却没有得到足够重视。如果书包过重，会使肌肉力量较差的青少年脊柱两侧神经、肌肉处于高度紧张状态，从而发生脊柱侧弯、驼背、身体前倾等姿势缺陷，造成背痛、肌肉酸痛等疾病。还有的青少年个性张扬，放弃普普通通的双肩包，转而选择了单肩书包。但是，学生书包里的课本很沉，长期背单肩书包会让一侧肩膀难以承受，更加酸痛。就算书包比较轻，背单肩书包也不是最好的选择，因为背包的包带总是从肩膀上滑下来，为了防止它下滑，背包一侧会习惯性耸肩，造成"高低肩"，长期如此，脊柱还可能发生侧弯。

怎么才能减轻背书包带来的问题呢？首先，在购买书包时，最好先试背，看看肩部的舒适度，尽量选择背带较宽的书包。书包和身体的接触面大小及服帖程度也在考虑范围之内，背带离身体越近、越短，背起来就越轻松，背带离身体越远、越长，背起来就越费力。当背包过重时，为了避免压迫胸椎，建议缩短背带，使背包尽量靠近身体躯干，高度维持在胸部和腰部之间。如果重量太大，则最好将其分成两个包装，分散重量。

28. 脊柱也怕冷

每当天气转凉的时候，因为腰颈疼痛而叫苦不迭，匆忙就医的人就大有增加。这是因为寒冷会导致脊柱的韧带、肌肉僵硬，影响血液循环，进而损伤脊柱。青少年热血沸腾，常觉得自己不怕冷，裹成粽子一样太难看，但还是要说一句：天气寒冷注意保暖很重要，别忘了给脊柱一个温暖的环境，别在年轻时就透支了以后的健康。而在炎热的夏天，由于空调、风扇用得多，也需要引起注意。用风扇时，别让风直接对着颈部、腰部吹；身处空调房时，除了不要将温度调得过低，也要时刻注意这两处的保暖，备好毯子和衣服。

29. 干家务活时保护脊柱的小窍门

在家免不了要干一些家务活，有时候拖完地，有的人也会扶着腰叹气道："哎，我的老腰啊！"其实，只要稍作一点改变，干家务活就不会那么累了。比如将扫帚或拖布的柄加长，双腿前后分开，直起腰来干活，以避免过度弯曲腰部，造成腰肌的劳损。而淘米、择菜、洗菜、切菜、切肉时，最好不要将盆或菜板直接放在地上，或放在太低的水槽里，而应放高一些，放在能让脊柱保持正直的工作台上，站直身体，不要左右歪斜，东倚西靠，尽可能不弯曲腰部。这样，你的"老腰"也不会"揭竿起义"了。

第三节　脊柱健康的常用自测方法

　　脊柱形态异常、颈椎病、腰背痛的发病趋势越来越低龄化，发病率在青少年中急速上升。众所周知，我国现今中学生平均每天在桌前久坐的时间已超过 8 小时，部分高中生长达 12 小时，占全天时间的 1/2。他们常年长时间伏案学习，颈椎长时间保持一个反生理弯曲姿势，加上日常生活中一些不良的姿势习惯，这必然会对脊柱造成损伤。"哎，你的头怎么老喜欢歪着？""咦，你的肩膀怎么一边高一边低呢？"当你身边的人和你说这些话的时候，就要引起注意了，或许你的脊柱已经变形了。如果能掌握一些自测脊柱健康的方法，及时发现一些"隐形杀手"，将对保护脊柱大有裨益。

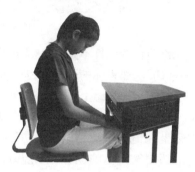

图 1-3-1

1. 测测你的颈椎还灵活吗

　　（1）头慢慢向前倾 45°，看下巴能否贴到身体。见图 1-3-1。

　　（2）头慢慢向后倾 45°，看眼睛能否直视天花板。见图 1-3-2。

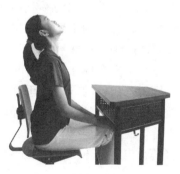

图 1-3-2

　　（3）头慢慢向左/右转，看下巴尖能否自如地贴近左侧锁骨中点。见后图 1-3-3。

　　如果你不能顺利完成这四个动作，或在完成过程中出现疼

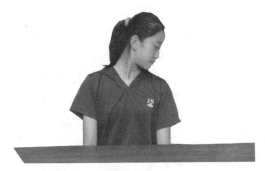

图 1-3-3

痛，说明你的颈椎不是那么健康了，要及时改正不良习惯，预防"颈椎病"。如果你的颈椎疼得厉害，那么请用以下方法检查是不是已经被颈椎病缠上了：

（1）如果你的脖子一侧疼痛明显，那么坐在椅子上，稍微低头并转向不疼的那侧，让你的同伴站在患侧，一手抵于你的脖子最上端，并将其推向健侧，另一手握住你的手腕向相反方向牵拉，看看你的手臂是否出现麻木或放射性疼痛。见图 1-3-4。

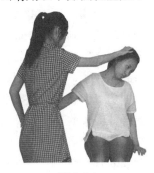

图 1-3-4

（2）端坐在椅子上，将头稍向疼痛侧倾斜，让你的同伴左手掌心向下平放在你的头顶，右手握拳轻轻叩击左手背，使力量向下传递，看看你的手臂是否出现麻木或放射性疼痛。见图 1-3-5。

（3）头部稍向后仰，做向左、向右转脖子的动作，看是否出现眩晕。见后图 1-3-6、1-3-7。

如果没有出现上述现象，那么恭喜你还没有被颈椎病缠上，抓紧预防

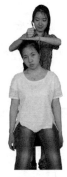

图 1-3-5

很是关键；如果出现了上述现象之一，那么及时寻求医生的帮助才是最好的选择。

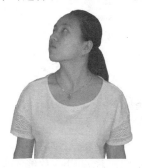

图 1-3-6　　　　　　　　　图 1-3-7

2. 测测你是否含胸驼背

含胸驼背的人在日常生活中还是比较容易被发现的。是否含胸驼背也可以自己测试一下。靠墙站立，如果肩峰与墙的距离大于 2.5 厘米，说明你存在含胸的问题，平常要有意识地挺胸抬头。见图 1-3-8。

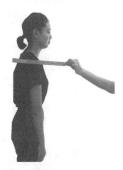

图 1-3-8

3. 测测你的腰椎还正常吗

（1）靠墙站立，肩部和臀部紧贴墙面，观察腰曲和墙之间的距离。如果腰曲正常，则两者间的距离大约在 3～5厘米，间隙太大说明腰曲过大，间隙不够说明腰曲变平。见图 1-3-9。

（2）慢慢向前弯腰，看能否自如地达到 80°，如果不能或者弯腰过程中有疼痛，说明腰椎前屈灵活性不足。见后图 1-3-10。

（3）双手交叉抱在胸前，慢慢向后仰，注意不要挺肚子，不要让髋关节前

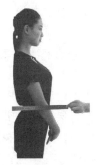

图 1-3-9

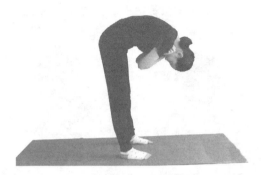

图 1-3-10

移超过脚尖，见下图 1-3-11、1-3-12，看双肩后移能否超过脚后跟，如果不能或后仰过程中有疼痛，说明腰椎后伸灵活性不足。

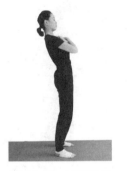 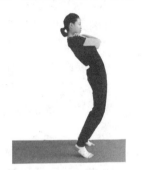

图 1-3-11　正确动作　　图 1-3-12　（错误示范：挺肚
　　　　　　　　　　　　　　　　　子、抬脚后跟）

（4）双手自然下垂，慢慢向左侧弯腰，再慢慢向右侧弯腰，看看两侧手掌是否都能触到膝关节以下，如果任意一侧不能或运动过程中有疼痛，说明腰椎侧屈灵活性不足。见后图 1-3-13（1）、1-3-13（2）。

如果运动过程中你的腰部疼得厉害，请用接下来的方法检查你是否有腰椎间盘突出：

（1）仰卧，双腿伸直放在床上，让同伴帮忙把你的一条腿抬高，抬的过程中保持膝盖伸直，如果抬腿小于 70°你的腰部就出现了疼痛，则可能是腰椎间盘突出。见后图 1-3-14。

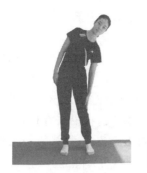

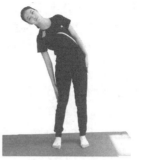

图 1-3-13（1）　　　　图 1-3-13（2）

（2）挺直腰背，两腿并拢坐在床边，小腿自然下垂，低头，下巴尽量贴近身体，在这个基础上伸直双膝，如果下肢出现反射性疼痛，则可能是腰椎间盘突出。见右图 1-3-15。

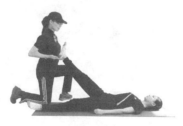

图 1-3-14

如果没有出现以上问题，那么恭喜你的腰还算健康，但是要注意改正那些伤腰的不良姿势，别让你的腰负担太重。

4. 测测你的脊柱有没有侧弯

正常站立的人，前后位观察，其脊柱偏离了中轴线，就

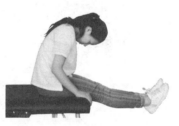

图 1-3-15

叫脊柱侧弯。脊柱侧弯好发于青少年，脊柱侧弯的患者早期一般不会感到不适，往往到后期才被发现，但这时候已经比较严重了。有的家长即使发现了孩子脊柱的异常，也会误认为是发育中的正常现象，错过了最佳的预防和治疗时期，所以父母应该观察孩子是否有以下脊柱侧弯的症状，以便及早治疗。

无论是在站立位，还是向前弯腰时，从背后都应该看到脊柱两侧的腰背轮廓平整对称，没有一边高于另一边的现象。如果出

现双肩不等高，腰背不平整，脊柱偏离中轴线，就应该考虑脊柱侧弯的问题，及时去医院检查。

具体可以根据以下几个步骤来判断是否是早期轻微的侧弯：

（1）见下图 1-3-16（1）、1-3-16（2）。让孩子双手伸直，两条腿站直并拢，往下弯腰。用中指和食指沿着脊柱棘突划下来，看是否能划出正常的直线；仔细观察孩子背部两侧是不是一样平，并触摸对比孩子的腰、背双侧是否有隆起。

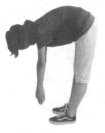 

图 1-3-16（1）　　　　　图 1-3-16（2）

（2）见下图 1-3-17。站直，观察孩子两侧肩膀是否等高，也可以根据领口是否平整来发现细微的差异。

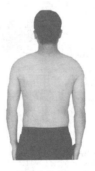

图 1-3-17

（3）见后图 1-3-18。用手摸一摸孩子背部的肩胛骨，看两块肩胛骨最下端是否等高，或者有没有一侧肩胛骨向后凸起。

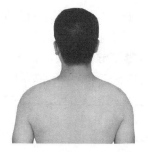

图 1-3-18

（4）见下图 1-3-19。观察孩子的腰部是否一侧有皱褶，而另一侧没有。

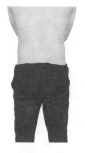

图 1-3-19

（5）见下图 1-3-20。站直，观察是否一侧髋部比另一侧高，两条腿不等长。

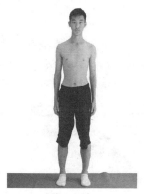

图 1-3-20

（6）如果是女孩，还可以通过观察双乳是否发育均匀来判断。如上述均无异常，则判为正常。

5．测测你的脊柱够不够强壮

健康的脊柱不仅形态正常，灵活性好，同时还需要有一定的力量，才不至于轻易就受到伤害。以下几个动作，看看你能做得了吗：

（1）见下图 1-3-21（1）、1-3-21（2）。双脚分开与肩同宽，双眼平视前方，当听到"开始"口令后，双臂前平举（肩关节屈曲 90°），让你的同伴看看此时你的身体处于什么姿势，然后尽最大能力保持这个姿势 30 秒后，让同伴再次看看你的脊柱形态是否有变化。如果能够很好地保持姿势不动，说明你的脊柱力量不错，能在对抗外界压力的情况下，还维持着正确的生理形态。

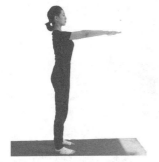 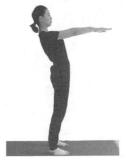

图 1-3-21(1)　正确动作　　图 1-3-21(2)　　脊柱力量差,保持一段时间后,脊柱形态变形示意图

（2）见下图 1-3-22。屈髋屈膝坐在地上，双手交叉抱在胸前，上半身挺直，尽量向后倒，但努力用腹肌的力量维持住别让自己倒下去，看看你能不能保持 70 秒。

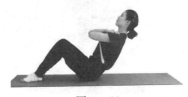

图 1-3-22

（3）见下图 1-3-23。趴在床边，腰部以上部分挪出床外，然后腰背部用力让自己的上半身挺起来，整个身体保持一条直线，看能否坚持 140 秒。

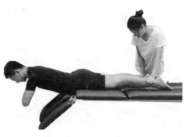

图 1-3-23

（4）见下图 1-3-24。侧躺在地上，双脚伸直，一手抱在胸前，另一手胳膊肘撑地，收腹，让身体保持一条斜线，看能否坚持 90 秒。

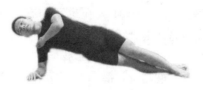

图 1-3-24

如果这四个动作都能出色完成，那么你的脊柱还是很强壮的，如果有哪个动作做起来稍费力，那也不要着急，多练一练，就会有进步的，让脊柱在你的努力下变得更健康吧。

第二章 / 青少年常见脊柱异常及治疗方法

第一节　腰背疼痛

大人们经常会听到孩子们的抱怨："妈妈，我腰疼。"但是对于孩子们这样的诉说，家长的反应往往是置之不理，付之一笑，甚至是"这么小的小孩，哪里有腰"！而事实上真的是如此吗？

对于成年人来说，腰背疼痛是经常困扰我们的不速之客。据统计大约有 60%～80% 的成年人在生活中有腰背疼痛经历。其中大部分的腰背疼痛都很难解释其发生的真正原因。有过腰背痛经历的人可能都体会过，腰背痛对于我们生活所带来的困扰。轻者腰背不适，重者不能起身，活动严重受限。值得注意的是，近十年来越来越多的研究发现，青少年的腰背疼痛情况也在随着我们生活方式的改变，变得更加的普遍。

根据国内外学者的研究，青少年腰背疼痛的发生率在 7%～58% 之间，较高的青少年腰背疼痛发病率已经成为较为严重的公共卫生问题，并且近年来青少年腰背疼痛发病率呈上升趋势。大部分青少年腰背疼痛为非特异性腰背疼痛，非特异性腰背疼痛的意思就是说找不到明确的病因而产生的腰背疼痛。目前的研究认为，看电视的时间长短、心理问题、体育锻炼参与度、体重因素、静坐时间长短、家族病史以及姿势是否异常都是青少年非特异性腰背疼痛的影响因素。书包重量的增加、学习成绩不佳导致的周末补课、每天坐在电脑前时间长是非特异性腰背痛的危险因素。在这些影响因素当中可以看出，看电视的时间长、静坐少动的生活方式导致的长时间坐位或卧位都有可能造成腰背疼痛。而长时间的坐位或卧位很可能与身体姿势产生异常直接相关。在坐和卧时，脊柱的受力情况和站立位存在较大的不同。坐姿时间过长本身就可能导致脊柱生物力学结构的改变。如果再考虑到青少年的坐、卧时的姿势不一定正确，那么脊柱形态与功能在这个过程中产生适应性变化的可能性就会显著增加。目前的观点认为，身体姿势是腰背疼痛的重要影响因素之一。另有研究表明，坐姿不正确的学生发生非特异性腰背疼痛的概率是坐姿正确的学生的2.49倍，同时，已经习惯不正确站姿的学生发生腰背疼痛的概率是没有这个问题的学生的3.39倍（见图2-1-1）。可见，以不正确的姿势进行长时间的坐或站很可能导致脊柱形态、功能的变化，并最终导致青少年的非特异性腰背疼痛。

同时，肥胖的产生很可能会导致人体重心及脊柱生物力学结构的改变。研究表明肥胖会影响人体姿势控制和神经控制能力，即使在体重减轻以后，这种神经肌肉控制的恢复还需要一段时间的适应过程。青少年还处在发育阶段时，骨骼的强度远没有达到成年人的水平，过大的体重会对脊柱在日常生活中维持正确的形态形成挑战。如果没有足够的肌肉力量，那么脊柱的形态很可能会因此产生一定的变化。

由此可见，脊柱形态与功能的变化很可能是造成青少年非特异性腰背疼痛的重要原因。其他影响因素当中例如久坐、看电视时间长、书包过重等都有可能是通过改变脊柱的形态与功能最终产生非特异性腰背疼痛。

随着我国现代化进程的加快，如今的孩子们课业压力大、业余生活也越来越丰富。无论是上课还是课后娱乐，久坐已经成为一种常态。根据国家国民体质监测中心2014年的统计数据，我国青少年"以坐为主"的时间（包括课外作

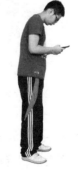

图 2-1-1　青少年玩手机

业以及课外娱乐时间）平均每周为 28～36 小时。如果再考虑到平均每天5～6 小时课堂学习时间，这个"坐姿"的总量是相当可观的。孩子们课后丢沙包、跳皮筋、捉迷藏的时代已经渐渐远去，取而代之的是玩手机、玩电脑、玩 iPad。

这也就不难解释为何青少年腰背疼痛持续高发了。但遗憾的是，作为家长、老师以及学生本身并没有对此产生足够的重视。国家体育总局体育科学研究所 2014 年的一项调查显示，在一个月内，我国初中生腰背痛发生率男生为 33.8％，女生为 42.6％，高中生比例则更高，男生为 39.2％，女生为 54.5％。虽然青少年腰背疼痛并不严重，大部分可以自行缓解。但是，这些在青少年时期便出现腰背疼痛的患者，成年后便成为了腰背疼痛的易发人群，会直接影响到学习、工作以及生活。

那么什么是腰背部的疼痛呢?简单来说就是腰部和背部出现的不适。我们不妨简单回忆下,在过去的一个月中我们的腰部或者背部,或者两个部位有没有都出现过疼痛呢? （见图 2-1-2，图 2-1-3）

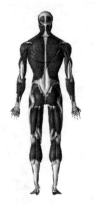 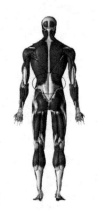

图 2-1-2 背部疼痛区域 示意图　　图 2-1-3 腰部疼痛区域 示意图

青少年反复出现腰背部疼痛的原因有很多，其中最为常见的是姿势不良所引起的腰背部疼痛。人类经过几千年的进化，身体已经适应了站立位的体姿。但不幸的是，现代化的生活又将人类从站立位拉回到了坐姿生活。每天大家都有大量的时间在静坐，这对我们的脊柱造成了巨大的压力。坐姿状态下，脊柱所受的压力要远远超过站姿，如果再考虑到不正确的坐姿，脊柱所受的压力就会更大。见下图 2-1-4、2-1-5、2-1-6。

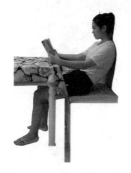 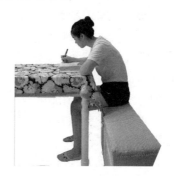

图 2-1-4　不正确的坐姿 1　　　　图 2-1-5　不正确的坐姿 2

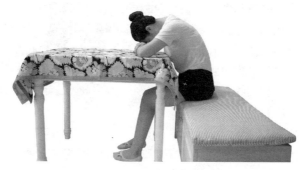

图 2-1-6　不正确的坐姿 3

同时，脊柱相关肌群力量水平欠缺也是发生腰背部疼痛的另一个重大原因。肌肉力量是维持我们人体身体健康的重要保证，如果说骨骼是我们的人体的支架，而肌肉则是维持支架稳固的混凝土。从功能上分，人体的肌肉可以大致分为动力性肌群和稳定性肌群。动力性肌群主要是指维持我们人体运动能力的肌群，例如我们做俯卧撑时，主要发力的肌肉为胸大肌（见后图 2-1-7），进行立定跳远时，主要是下肢的股四头肌、臀大肌等肌肉收缩使我们跳得更远。而稳定性肌群主要指那些维持我们身体基本形态的深层肌肉。当我们坐着时，肌肉并不是完全放松的，还有一部分肌肉要保持一定的收缩。

重视腰背疼痛关系到青少年的健康成长，不要再用无所谓的态度来对待，更要掌握科学防治青少年腰背疼痛现象的方法。下面介绍几种适用于预防青少年腰背疼痛的功能训练方法。

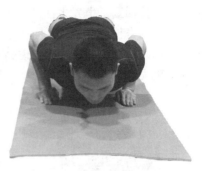

图 2-1-7　俯卧撑示意图

（1）保持正确站姿和坐姿。无论是坐还是站，均要保持头部、肩缝和髂前上棘处在同一条垂直投影线上，这样才能够保持脊柱在最佳的位置，防止受到过大的压力。（见右图 2-1-8）

（2）腹部柔韧性练习。如下图所示腿部贴紧地面，

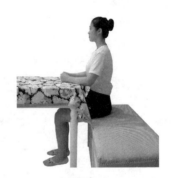

图 2-1-8

手将身体撑起，在保证下肢贴近地面的同时挺胸抬头，下巴上扬，使整个腹部产生牵拉感。

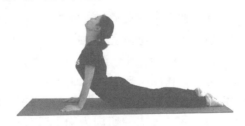

图 2-1-9

（3）背部柔韧性练习。如后图 2-1-10（1）所示，臀部紧贴

脚后跟，腹部紧贴大腿，手臂放松尽量向前伸展，肩部下压，背部放松，使背部有轻微的牵拉感。

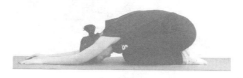

图 2-1-10（1）

（4）腹横肌力量训练。见下图 2-1-10（2）。仰卧，腰椎紧贴地面，将大腿抬起与地面呈 90°，屈膝 90°使小腿与地面平行，脚尖勾起，两膝之间夹一个垫子，双手伸直顶住膝关节，并用力与膝关节做对抗，收下巴，头部抬离地面，同时吸气提肋，吐气时腹部肌肉用力，使肚脐尽可能地贴近背部，照此呼吸，重复 5 次。

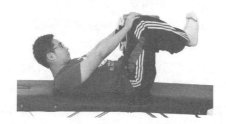

图 2-1-10（2）

（5）背桥训练。如下图 2-1-11 所示。仰卧，双脚与肩同宽，脚跟着地，臀部抬起使肩部、胯部和膝关节成一条直线，收腹，用上背部支撑地面，每次保持 30～60 秒。

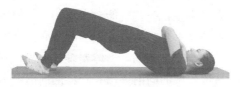

图 2-1-11

（6）侧桥练习。见后图 2-1-12。身体转向侧面，上臂与地面垂直，肩部用力撑高身体，收腹，全身保持紧绷感，使身体侧面成一条直线，每次保持 30～60 秒。

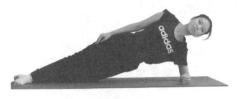

图 2-1-12

第二节　驼背畸形

拥有一个挺拔的身姿可以说是每个人的梦想，但是我们中的一些人却饱受驼背的困扰。驼背可以说已经成为现代人的多见体姿。我们可以看看身边的同学、老师、家长，很多人都出现了驼背的现象。更令人担忧的是，很多青少年都没有意识到自己出现了驼背的现象。

有人可能会说："驼背就驼背，似乎对我的生活并没有产生什么大影响呀！"但事实并不是这样。从美观的角度来说，驼背会产生很多负面的影响。弯腰驼背的造型肯定会给自身的个人形象减分。青少年应该是朝气蓬勃的，男生驼背会给人以自信心不足的印象，给人以懦弱感，缺乏男子汉气概。而对于爱美的女孩来说，长期驼背也大大降低自身的气质，无论你拥有多么美丽的面孔，穿多么好看的衣服也无法弥补不良的体型给你带来的负面影响。

而这仅仅是表面上的不良后果，对于骨骼肌肉系统尚未发育成熟的青少年人群来说，驼背可能对自身的脊柱健康产生较大的危害。人体的脊柱是一个整体，长期驼背势必会造成脊柱的其他节段产生适应性的改变。例如，人体要维持平衡，胸椎过度地向后突出必然会造成颈椎的向前突出和腰椎的向前突出。只有这样才能够使得脊柱处于一个相对平衡的状态。我们身体的各个结构都是经过上亿年的不断进化得来，既然发展成了如今的解剖结构，必然有着自身的道理。因此，万万不可认为驼背只会影响到自己的胸椎，实则上身体的其他部位都会因为胸椎的一点点变化而受到影响。

那么究竟什么是驼背呢？前面已经提到过，从后面看我们的脊柱，不应该有任何的曲度。见图 2-2-1。

如果从侧面观察脊柱的外观，则会发现我们的脊柱并不是一条直线，而是呈现出四个生理弯曲，即颈曲、胸曲、腰曲和骶曲。见图 2-2-2。

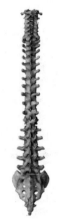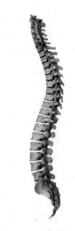

图 2-2-1 脊柱后面观 图 2-2-2 脊柱侧面观

我们这里讲到的驼背，其实就是胸曲增大的表现。正常的胸曲曲度应该保持在 $20°\sim40°$ 之间，如果超过 $40°$ 则认为是胸椎过度后凸也就是驼背。在医学领域，我们将胸椎过度后凸分为姿势性胸椎过度后凸和结构性胸椎后凸。姿势性胸椎后凸（驼背）顾名思义就是指那些由于长期姿势不良而造成的胸椎后凸，而结构性后凸则是指那些由于脊柱结构发生了改变从而造成的胸椎后凸。姿势性胸椎后凸通常可以通过积极的纠正性训练和科学有效的防控得到缓解和改善。但如果长期忽视姿势性胸椎后凸，很可能造成脊柱椎体发生器质性的变化，从而转化为结构性胸椎过度后凸。当然，还有很多脊柱相关的疾病可能会造成结构性脊柱后凸（如 Scheuermann′s 氏病，先天性后凸畸形等）。一旦发生结构性胸椎过度后凸，再进行干预治疗的难度较大。因此，积极有效地防控措施是非常有必要的。

那么我们如何纠正驼背呢？市面上有一些产品是试图通过在背部施加额外的力量矫正驼背，殊不知这样很难起到作用。我们的人体经过千百万年进化而来，骨骼肌肉系统受神经系统高度支配。当有外力施加在我们身上时，大脑会给我们发送信号，让我们反射性地对抗这种阻力。对于纠正驼背的外在背带来说，当施加了较重的迫使人体挺胸的外力后，人体的肌肉会反射性地收缩来对抗这些外在力量。长此以往，不仅仅不会起到改善效果，反而会无意识地增强与含胸驼背相关的肌肉，让驼背更明显。因此，从解剖生理学的机制上，通过外部阻力进行驼背矫正的效果有限的原因。

事实上，造物主已经给我们提供了完备的系统。人体中所有的"零部件"都是完美的、不可替代的。因此，通过激活自身的骨骼肌肉系统，让它们重新焕发青春，才是青少年驼背的不二法门。下面就介绍几种纠正训练动作：

（1）姿势调整性训练（根据前文介绍的正确站姿、坐姿要点进行调整）。如下图所示。

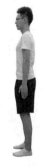 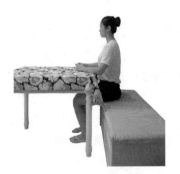

图 2-2-3　站姿调整　　　　图 2-2-4 坐姿调整

（2）四点跪位上背部训练。跪姿，大腿与地面垂直，双手撑地与地面垂直，背部保持平直不要拱起，一侧手朝前方伸展，同时绷紧脊柱两侧和腹部的肌肉，使身体保持稳定，不要歪向一侧，保持 30 秒，两侧交替进行。见下图 2-2-5。

（3）四点跪位训练。跪姿，大腿与地面垂直，双手撑地与地面垂直，背部保持平直不要拱起，一侧腿朝后方伸展，抬腿时收紧腹部，腰部不可下塌，保持 30 秒，两侧交替进行。见下图 2-2-6。

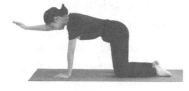 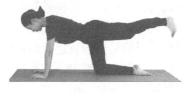

图 2-2-5　　　　　　　　　　　　图 2-2-6

（4）胸椎旋转活动度。跪姿，大腿与地面垂直，双手撑地与地面垂直，一手屈肘放于脑后，肩、背部发力向侧面转动，带动上半身转动，背部挺直，头部跟随上半身一起转动，尽可能加大身体旋转幅度，两侧交替进行。见下图 2-2-7。

（5）背部肌肉锻炼（俯卧背起）。俯卧，双手前平举，背部和臀部肌肉用力将上半身和腿部同时抬离地面，感受脊柱两侧肌肉收紧，在最高点保持 30 秒。见下图 2-2-8。

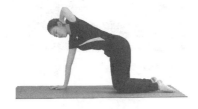 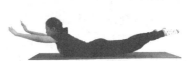

图 2-2-7　　　　　　　　　　　　图 2-2-8

第三节　高 低 肩

高低肩也是青少年常见的脊柱异常显现之一。我们经常看到有很多学生会出现一肩高一肩低的现象。有的学生可能觉得高低肩无所谓，如果不仔细看也看不出来。殊不知，高低肩可是会影响到我们的脊柱健康，甚至对我们全身骨骼肌肉系统都会产生影响的。

大家可能会问，高低肩与脊柱有什么关系？这不是肩关节的问题吗？从人体解剖学上来说，肩关节通过锁骨与胸骨相连，而胸骨又通过肋骨与 12 块胸椎构成胸廓。胸廓位于我们的躯干部位，它是一个整体，当脊柱形态异常时，自然易造成整体形态都出现问题。所以，脊柱异常的青少年也有可能表现出高低肩。

造成高低肩的原因，除了脊柱异常，还包括双侧肩周肌力不平衡，通常是因为背包时两侧负重不等、睡觉姿势不对、长期玩电脑、躺在床上看书，这些行为使得经常受力过大的一侧肩部肌肉紧张，高于另一侧。

此外，长短腿、骨盆倾斜和足部过度内外翻也会引起高低肩。这些因素是互相影响的，当孩子出现高低肩时，通常伴有多个问题。高低肩会引发颈肩部的慢性疼痛，当颈肩部的疼痛恶化时，很可能蔓延至头部，产生慢性头痛。姿势常年不正确，也使颈椎承受的负荷过重，最后可能导致颈椎结构变化，甚至形成骨刺。所以，一旦发现孩子高低肩，不应该忽视，而要找找原因，看看是不是脊柱和其他部位出了问题。

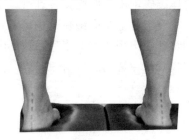

图 2-3-1

如何判断是什么原因造成了高低肩呢？通常我们采用"从下至上"的方法来筛查。顺序如下：

（1）判断脚是否存在内外翻（外踝和足跟外侧连线是否垂直地面）。见右图 2-3-1、2-3-2。

（2）判断双侧下肢是否等长（通过测量股骨大转子到外踝的长度）。见后图 2-3-3。

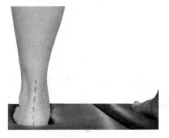

图 2-3-2

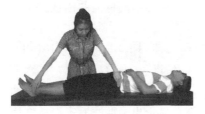

图 2-3-3

（3）如下图 2-3-4 所示，判断双侧骨盆是否等高（髂后上棘高度是否在一条平行线上）。

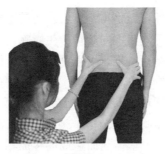

图 2-3-4

（4）如下图 2-3-5 所示，判断是否存在一侧肩部肌肉紧张（触摸，高的一侧肌肉僵硬）。

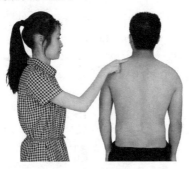

图 2-3-5

出现高低肩，可能不仅仅是肩的问题。所以治疗高低肩，需要对症下药。通过检查，找到是哪一部位出了问题。只有从根源上解决问题，才能真正告别高低肩的困扰。

第四节　腰椎"变直"（平板腰）

正常情况下，人体的腰曲应该是向前凸出的。一般人在保持直立姿势的时候都会显示出腰曲。对于保持脊柱健康来说，保护腰椎前凸是至关重要的。然而，尽管腰椎前凸的存在具有重要意义，但有些人的腰椎却变直了，不再向前凸出，而是像一块平板一样，失去了生理弯曲。

腰椎的前凸是保证腰椎承担正常应力的重要生理弯曲。腰椎曲度过大或者小都有可能对腰痛产生影响。目前，对腰椎的正常值并没有统一的结论。但是可以确定的是脊椎某节段的生理结构出现问题势必会影响到相邻节段。目前，腰椎曲度变平低龄化的趋势较为明显，腰椎前凸是经过后天发育而得来的重要生理弯曲，是重要的脊柱生物力学结构。腰曲的消失很可能与腰背疼痛和身体其他部位由于力学传导而造成的疼痛相关。简单来说，当力量沿直线传播的时候，力量传导速度较快，就好比腰椎如果失去了应有的弯曲，那么无论外力是自上而下还是自下而上的传导，均会对椎间盘、脊柱各个椎体之间的小关节产生更大的影响。

很多动作都会让腰曲消失，比如弯腰（见图 2-4-1）、弓着背坐（见后图 2-4-2）、搬重物（见后图 2-4-3）。

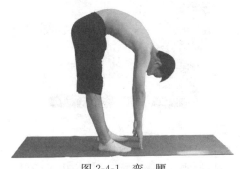

图 2-4-1　弯　腰

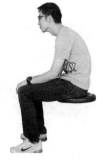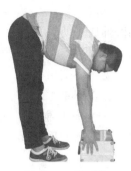

图 2-4-2　弓着背坐　　　　图 2-4-3　搬重物

尤其是久坐不动，对腰曲的消失有着很大的影响。不幸的是，许多人在一天当中的绝大多数时间里腰曲都是消失的，长此以往，最终将失去形成正常腰曲的能力。无数医学专家们的临床经验都显示，腰椎变直的人往往患有慢性腰背痛。腰曲消失时，腰部肌肉、韧带都很紧张，腰部容易疲劳且出现慢性劳损，致使运动受限，做弯腰、转身等简单动作时都会产生疼痛。同时，腰椎变直让腰椎间盘的压力增大，腰椎间盘易发生退行性变化，甚至是突出。而腰椎间盘的退行性病变会进一步引起臀部、下肢的疼痛和麻木，严重者走路时还会出现间歇性跛行。腰椎"变直"后，胸椎关节也会受到连累，出现上背部疼痛、胸痛及呼吸困难等，严重影响日常生活质量。

1. 如何判断自己腰曲有没有变直

（1）简便的方法是靠墙站立，后脑勺、臀部和脚后跟贴近墙面，让同伴一手掌五指并拢，与墙面平行插入腰和墙面的缝隙，如果无法插入或缝隙很窄，则提示你的腰曲消失了。

（2）通过医院的侧位 X 光片可进一步确诊。

2. 如何重新形成腰曲

（1）解除腰部紧张

如右图 2-4-4 所示。俯卧平躺，双臂放在身体两侧，头转向一侧,深呼吸,全身完全放

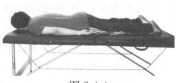

图 2-4-4

松，保持 2～3 分钟。

（2）俯卧伸展运动

如右图 2-4-5 所示。俯卧，将双手放在肩膀下，摆出准备做俯卧撑的姿势，伸直手臂尽量支撑起上半身，放松髋部、臀部和双腿，使背部向后伸展到最大程度。

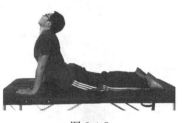

图 2-4-5

（3）站立伸展运动

如右图 2-4-6 所示。两脚分开站立，双手放在腰部，使用双手作为支点，躯干尽量向后弯曲。

（4）除以上动作之外，在日常生活中保持正确坐姿，不要弯腰驼背，也是十分重要的。

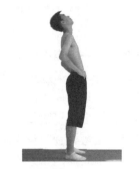

图 2-4-6

日常生活中，在办公室工作、开车甚至是睡觉时，不妨都给腰部一个支撑物，它将变成你的忠诚伙伴，保持你的腰椎前凸曲线。

第五节　骨盆位置异常及长短腿

长短腿就是双腿长度不相等吗？实际上，除了某些先天疾病外，大多数人的双腿长度都是一样的，之所以看上去"长短腿"，是因为它的相对位置不对称。骨盆位置异常（骨盆倾斜）是导致长短腿出现的主要原因。长短腿的人，可能会经常扭伤同一侧的脚，同一侧的鞋底、裤脚也常磨损更严重。

如后图 2-5-1，图 2-5-2 所示。通过测量下肢长度可判断是双腿真正不等长还是相对位置不对称。

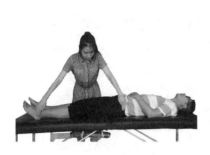

图 2-5-1

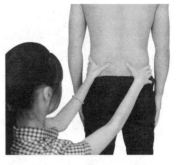

图 2-5-2

如果是相对位置不对称，那么很有可能就是骨盆倾斜导致的。如果臀部、腰椎和骨盆周围肌力不平衡，就会使得一侧骨盆被拉高，造成骨盆歪斜。骨盆一高一低以后，双腿自然看上去不等长了。

骨盆位置异常除了造成长短腿，还容易导致脊柱弯曲，压迫神经，烦恼的腰背痛也因此接踵而至。骨盆位置异常会使下半身的血液循环以及新陈代谢变差，下半身很容易积累赘肉，从而使腰部松弛，臀部变大。青少年女性如不加以治疗，骨盆位置异常还可引发多种妇科疾病，严重的甚至会增加日后分娩的困难。

想要矫正骨盆的异常位置，就应该让骨盆两侧肌力回到平衡状态。放松紧张侧的肌肉、锻炼弱侧臀部和腰腹部肌群力量是有效的方法：

（1）**骨盆高侧脚抗阻下踩**

如右图 2-5-3 所示。患者仰卧，同伴先判断哪一侧骨盆位置偏高，通常骨盆高的一侧下肢显得更短，然后用手施加一个垂

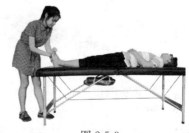

图 2-5-3

直脚底的力，让患者整条腿用力对抗下踩。

（2）臀部肌力锻炼

如下图 2-5-4、2-5-5 所示。侧躺，髋、膝稍屈曲，两脚后跟紧靠在一起，同时臀部外侧用力将两膝关节尽量分开，模仿贝壳做开合运动。

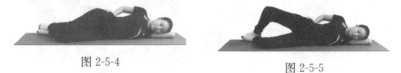

图 2-5-4   图 2-5-5

（3）腹横肌锻炼

如下图 2-5-6 所示。仰卧，双手抱头，将身体抬离地面，但动作幅度不要过大，仅仅将肩胛骨下角刚好抬离地面即可。

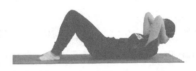

图 2-5-6

（4）侧腹肌肉拉伸

如下图 2-5-7 所示。侧躺，下肢贴紧地面，双手将身体撑起，使腹部侧面至骨盆处有牵拉感，保持 30～60 秒。

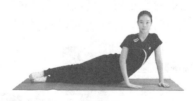

图 2-5-7

（5）臀部肌肉拉伸

如后图 2-5-8 所示。以拉伸左侧臀肌为例：仰卧，将左踝搭在右膝上，双手抱住右膝向右肩方向用力，骨盆始终贴紧地面，感受左侧臀部有牵拉感，保持 30～60 秒。

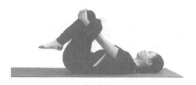

图 2-5-8

（6）髂腰肌牵伸

以拉伸右侧髂腰肌为例：如右图 2-5-9 所示。右侧腿跪在软垫上，左腿向前迈一大步，伸直右腿，挺直腰背，左腿膝关节不超过脚尖，保持30～60 秒。

骨盆位置改善以后，长短腿的问题自然也会得到解

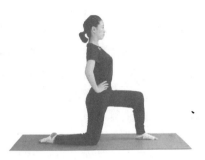

图 2-5-9

决。如果长短腿不是由于骨盆位置异常造成的，而是由于某些疾病或在发育过程中形成的，最好咨询医生，可使用足部矫正模具（如矫正鞋垫），使左右脚长度一致，以维持人体承重力线在中立位，防止由其引发的身体姿态异常问题出现。

第六节　青少年脊柱侧弯

脊柱是人体的支柱，是人体传递各种信息的主干，同时健康的脊柱还是维持人体姿势与正常运动能力的基础。青少年处于身体高速发育的阶段，神经系统、骨骼肌肉系统发育并不完善，外界的干扰很容易影响到青少年的发育状况，特别是脊柱。脊柱生理形态的改变不仅可能造成青少年骨骼肌肉系统的疾病如非特异性腰背疼痛，严重者还有可能影响内脏器官的发育，如造成青少年的呼吸系统发育不良。在人体的四个生理弯曲中，颈曲和腰曲都是在后天发育中逐渐形成的。长期不正确的身体姿势以及不良生活习惯的养成，以及日益下降的体力活动水平都有可能会影响

到脊柱形态的发育。

脊柱侧弯是指脊柱在冠状面上偏离身体中线向侧方弯曲，一般同时伴有椎体的旋转。脊柱侧弯可发生在任何年龄，但常出现在生长发育期。脊柱侧弯包括特发性、先天性、神经肌肉性和继发性，前两种较为常见。特发性脊柱侧弯约占所有脊柱侧弯的70%～80%，先天性占5%～10%。脊柱侧弯对人体健康的危害很大，如未能及时发现或处理，部分患者侧弯会逐渐加重而致畸形，严重的不仅会造成身体外观异常、脊柱运动功能障碍或骨盆倾斜后的跛行，还可因胸廓畸形而造成心、肺功能障碍，少数可造成脊柱压迫而致下肢瘫痪及排便功能等障碍。那么脊柱侧弯会对青少年产生哪些危害呢？

1. 脊柱侧弯对呼吸功能的影响

胸部侧弯的人经常会出现短气，喘气，感染，慢性疼痛等症状。脊柱侧弯对肺脏生长发育有很大的影响。幼年时，肺脏体积增大，肺泡的数量也不断增加。出生后第一年，肺泡数量增长最快，之后增长速度放缓，8～9岁以后肺泡数量不再增加。因此，早发型脊柱侧弯对通气功能的影响更加严重。早发型脊柱侧弯患者的尸检结果显示，其肺泡数量低于正常人，肺泡过度充气或萎缩，累及肺叶或全肺，肺动脉的直径也远低于同龄人。

2. 脊柱侧弯对胸廓的影响

脊柱侧弯对胸廓的影响除胸廓畸形外，还表现在胸廓容积缩小，吸气相和呼气相胸廓容积均低于正常对照，脊柱侧弯对通气功能的影响 与正常对照相比，脊柱侧弯患者潮气量降低，呼吸频率增加，每分钟通气量降低。运动中，脊柱侧弯患者由于潮气量增幅受限，需要增加呼吸频率来提高每分钟通气量，通气效率低，最大摄氧量低于正常对照。研究表明，脊柱侧弯患者对低氧和二氧化碳的反应在正常低限，提示可能存在通气调节的异常，脊柱侧弯对气体交换的影响脊柱侧弯会影响气体交换，包括局部通气、血流、通气血流比等。

3. 椎旁肌肉组织的变化

人体的各个椎体旁边有很多的肌肉，这些肌肉有维持脊椎处在正确形态中的作用。虽然对肌肉研究的非常多，但是肌肉疾病在侧弯中是否是一个主要因素还有争论，但可以肯定的是，由于侧弯引起的肌肉的不平衡是加剧脊柱畸形的最重要因素一。脊柱椎体的旋转、偏移以及胸部曲度的减少和肌肉不平衡有确切的关系。

脊柱侧弯病人凹侧的肌肉组织中，I 型肌纤维的比例小于常人。I 型肌纤维是人体中的一种肌纤维类型，也可以叫做慢肌纤维，这种肌纤维的特点主要是工作时间长，耐力较好。这些肌肉的不对称分布可能会减弱肌肉长时间保持姿势的能力。在站立的时候，脊柱侧弯病人凹侧肌肉组织的肌肉被激活的程度要小于凸侧。

4. 脊柱力学结构的破坏

临床证据：脊柱侧弯的脊柱可以看作是一种结构，它的组成成分不能维持它们的生理曲线和最初的稳定，而这种成分容易受不平衡因素的影响。

重力在脊柱侧弯的形成中起推动性的作用。脊柱旁的肌肉被重力畸形地拉长了，两侧不再对称。在脊柱侧弯中，不对称的力矩拉着脊柱左右偏斜并伴旋转。侧面的偏移和或脊柱旋转以及背部弹性组织不对称的短缩，使屈脊柱的力变成反向，反而伸脊柱（脊柱前凸）。由于反射机制，屈肌动作激发了脊柱背侧弹性组织反射性的不对称的向心收缩，增加了偏斜、旋转和脊柱前凸。侧弯和脊柱前部过度生长密切相关，脊柱前部的过度生长引起生长性扭转，根据 Burwell's 模型的理论：生长性扭转造成的脊柱前凸正是脊柱非正常受力、非正常生长和椎体及椎间盘变形的原因。理论上，纠正的力应来自内部（呼吸机制）。

5. 神经的损伤

Dubousset 等靠直觉假设了姿势不良和脊柱平衡/稳定性之间的关系。最近一些学者也在脊柱侧弯病因因素方面对平衡机能紊乱做了鉴定。这是因为先天脊柱侧弯和姿势控制之间的关系证明是很明显的，即使大小和弯曲度发展的可能性之间的关系还没弄清楚。在这些观察和研究结果的基础上，我们还是可以说平衡反应的发展是一个基本的治疗目标，而这个目标是治疗方案特别关注的。

近年来，对于原发性脊柱侧弯来说，有可能由于椎间盘发育不良，椎体先天性发育畸形、神经源性椎旁肌使平衡、先天性多发椎体分节不良，马凡氏综合征等引起。而特发性脊柱侧弯则是病因尚不明确的脊柱侧弯。特发性脊柱侧弯会对人体造成较为严重的影响，近年来在儿童青少年中有发病率升高的趋势。目前我国尚缺乏权威的青少年脊柱侧弯流行病学调查数据，根据协和1986 年对北京地区儿童青少年的流调数据显示，我国青少年脊柱侧弯发病率在 3% 左右。虽然尚没有明确的研究证实，但随着生活方式的不断改变，近年来青少年脊柱侧弯的发病率可能呈现升高的趋势。针对青少年特发性脊柱侧弯的研究，目前并没有找到明确的病因。但是对于患有脊柱侧弯的青少年来说，早期介入治疗能够大大降低患者手术的概率，增加术后的预后效果，提高生活质量。

那么如何判断是否患有脊柱侧弯呢？可按以下方法进行检查：

（1）双肩是否等高，见 P32 图 1-3-16（1）。

（2）肩胛一高一低，见 P32 图 1-3-16（2）。

（3）腰部皱褶皮纹是否对称，见 P32 图 1-3-17。

（4）Adam 前屈实验是否会出现剃刀背的现象，见 P33 图 1-3-18。

（5）触摸脊柱棘突体表标志点，观察是否处在一条直线，见 P33 图 1-3-19。

如果在上述检查中，出现了多处异常，应尽早到医院拍摄 X 光片确诊。

脊柱侧弯的治疗方案一直是研究的热点与难点，目前有主动康复、支具治疗、手术治疗等几大方面。对于青少年脊柱侧弯这种个性化很强的疾病来说，很难说哪种方案最优，根据自身侧弯的类型，侧弯的程度选择最适合的治疗方案才是上佳选择。

主动运动康复保守治疗相比较于其他治疗方案有着明显的优势。其方法更加强调肌肉自身的功能能力，从而达到矫正与维持脊柱正确形态的效果。相比较支具治疗来说，从骨骼肌肉的角度上恢复正常功能才能从根本上解决问题并把这种疗效最大程度地保持下去。对于尚处在生长发育期的青少年来说，主动康复治疗可以延缓脊柱侧弯的进展速度。对于难以彻底治愈的脊柱侧弯来讲，这无疑是患者的福音。研究表明，在骨骼成熟以后，如果患者脊柱侧弯的 cobb 角小于 $40°$，其侧弯角度继续进展的可能性会大大降低，预后也会比较乐观。但是如果 cobb 角度大于 $40°$，那侧弯继续进展的可能性较大，可能很难避免进行椎体融合术。

但是保守治疗也有着其局限性，病理性的脊柱侧弯（如纤维瘤型，马凡氏综合征型、半椎体的脊柱侧弯）需要手术尽快处理。对于某些特发脊柱侧弯的患者，如果发现过晚，一旦侧弯角度过大或者椎体出现楔形变，其保守治疗的难度则会大大增加。

分类	康复方案	手术治疗	常规保守治疗
治疗方式	主动运动康复	外科手术	推拿、常规牵引、理疗、中医中药
安全性	完全无创、无药物自然疗法	手术创面大、风险高	除少量药物影响外，安全性较高
健康度	矫正脊柱侧弯的同时，同步增强脊柱功能能力，获得最完整健康改善	手术矫形后，脊柱功能丢失严重，仍需大量运动康复	无特殊健康损害，脊柱功能重建不足
治疗效果	矫形效果1周可见，肌肉主动支撑重建，防止侧弯反复	矫形效果显著，功能恢复效果不佳	治疗效果一般，易反复
便捷性	除康复中心内的治疗外，提供实时在线咨询和家居康复方案	需要长期住院，甚至多次手术调整	不确定

重视青少年脊柱健康关系到祖国的未来。脊柱侧弯对于儿童青少年的身心健康影响极大，但很多老师和家长仍没有意识到其重要性。研究已经充分证实，脊柱侧弯会影响青少年肺部功能的发育、血氧饱和度、心脏移位、大血管过度弯曲等变化。同时，对于青少年心理健康的影响也是巨大的。同时，研究发现如果能及早地发现青少年脊柱侧弯，对于控制侧弯的进展，降低脊柱侧弯对于青少年的影响有着重大的意义。因此，无论是体育教师、卫生保健教师、校医、家长还是青少年自己，都应了解脊柱健康的相关知识。一旦发现自己出现了脊柱侧弯的相关症状，一定要及早干预，降低脊柱侧弯对学习、生活带来的影响。

第三章 / 合理膳食，保护脊柱健康

第一节　青少年的骨骼发育特点

青少年时期是人类生长发育过程中的一段重要时期，介于童年与成年之间，包括青春发育期及少年期，相当于初中和高中学龄期。青少年在青春期时体格生长迅速，身体各项机能逐渐发育成熟，完成从青少年到成人的转变。在青春期的快速生长阶段，身体各部分的生长速度并不同，一般四肢快于躯干，下肢快于上肢，呈现自下而上、自肢体远端向中心躯干的生长发育规律性变化。这个时期的青少年，其体重每年可增长 4～5 千克，身高每年可增加 5～7 厘米。

1. 骨骼是如何生长的

青少年时期骨骼生长迅速，骨量增加明显，也是青少年身高突增的基础。骨骼主要由骨膜、骨质、骨髓，以及附着在骨上的血管和神经构成，其主要功能包括保护、支持、运动、造血、贮藏等。骨骼的化学成分包括有机物和无机物两类，有机物主要是骨胶原，无机物主要是水和钙盐。钙盐的沉积决定了骨骼的坚硬度，而骨胶原则使骨骼具有弹性。青少年骨骼内的有机物较多，使骨骼有较大的弹性，但钙盐沉积较少，骨骼硬度低，所以青少年的骨骼不易发生骨折，但容易变形。青少年要特别注意平时行、走、坐、卧的姿势，否则容易使骨骼变形，如发生脊柱侧弯等，影响骨骼的健康成长。

骨骼的生长包括增粗和加长两方面。青少年时期骨膜较厚，骨外膜内的成骨细胞不断分泌骨质，使骨增粗；同时，骨内膜内破骨细胞不断地破坏与吸收骨质，髓腔扩大。另一方面，青少年长骨的骨骺与骨干之间存在骺软骨，后者不断增生并不断骨化，使骨的长度不断增加。在12～18岁期间，大部分的骺软骨生长速率快，尤以四肢骨更加明显。18岁以后，骨骼逐渐停止这种加长的生长。一般女子在22岁、男子在25岁之后，骺软骨全部骨化，骨干与骺软骨结合形成一个整体，骨的长度不再增加，身高停止生长就是因为这种生长过程结束。

2. 激素对骨骼生长的作用

大部分内分泌激素对生长发育都有直接或间接作用。在青春发育期，下丘脑和性腺分泌的多种激素与青少年的发育关系密切，也能促进骨骼的生长发育。

生长激素是控制生长发育最重要的激素，可促进组织生长，使蛋白质合成量增加，对骨骼、肌肉和内脏器官的生长发挥直接作用。儿童青少年对生长激素较为敏感，生长激素能促使氨基酸和硫酸盐进入软骨细胞，加强核糖核酸（RNA）、脱氧核糖核酸（DNA）和蛋白质合成，促使软骨细胞增殖和骨化，使长骨增长，人体长高。血液中脂肪酸、氨基酸及代谢产物的增多均可显著促进生长激素的分泌，增进机体对营养物质的利用，促进生长发育。甲状腺激素与生长激素会产生协同作用，促进成骨细胞的成长，增加骨矿物质的吸收，对骨骼的发育和成熟也发挥重要作用。

青春期男性青少年体内睾酮的主要生理功能是促进蛋白质的合成及骨骼、肌肉的发育，它既促进骨骼的增长和增粗，又在青春后期促进钙质在骨内的沉积，使骨干骺愈合、生长停止。而女性青少年体内雌激素对骨骼发育的影响也十分明显。在青春早期，它和生长激素密切配合，刺激成骨细胞活动，促进钙、磷的骨内沉积，使身高生长速度加快。而生长突增高峰过后，雌激素更多参与骨的干骺愈合过程，因此女性较男性早几年停止生长。

3. 骨骼的生长也需要营养

骨的基本形态是由遗传因素调控的，但环境因素对骨的生长发育也有密切影响。影响骨生长发育的因素有神经、内分泌、营养及其他物理、化学因素等。其中，全面且充分的营养对于骨骼的生长发育有着举足轻重的作用。青少年时期，骨骼的生长发育较为迅速，对营养的需求量也比较大，影响青少年骨骼生长发育的营养元素主要包括钙、维生素 D、磷和蛋白质等。

钙

钙是人体所必需的营养素之一，也是人体内含量最多的矿物质，成年人中的钙含量约占体重的 $1.5\% \sim 2\%$。在人体内，99% 的钙都存在于骨骼和牙齿之中，因为它是构成骨骼和牙齿的重要原料；其余 1% 的钙分布于血液或其他组织中。

骨骼是由胶原纤维和其他蛋白质结合其中的矿物质而形成的，钙就是这些矿物质的主要成分。钙的沉积量越多，就会使骨骼的生长越结实。青少年时期的钙营养状况决定成年后的峰值骨量，每日钙摄入量高的青少年的骨量和骨密度高于钙摄入量低者，他们在进入老年期后骨质疏松性骨折的发生率也较低。骨骼中的钙可以在破骨细胞作用下不断释放进入血液、软组织和细胞外液中，同时其中的钙也可不断沉积于成骨细胞中，骨骼正是通过这样的途径而不断代谢和更新的。研究发现，在青春期时增加钙的摄入量有利于增加骨密度，而在青春期后补钙则收效甚微。这也说明，在青少年时期应尽早提高钙的摄入量，保证生长发育所需。

在人体内，钙主要在酸性较高的小肠上段，特别是十二指肠内被吸收。某些氨基酸如赖氨酸、色氨酸、精氨酸等可与钙形成可溶性钙盐，乳糖可与钙螯合成低分子可溶性物质，它们均有利于钙的吸收。奶类、豆类及其制品、花生、核桃等都含有较多的上述能够促进钙吸收的物质，在补钙时可增加此类食物的摄入以促进钙的吸收。另一方面，谷物中的植酸，某些蔬菜如菠菜、竹笋中的草酸可在肠腔中与钙结合成不溶解的钙盐，未被吸收的脂肪酸与钙结合会形成脂肪酸钙，这些均不利于钙的吸收。因此，在日常饮食中，选用食物时应注意其草酸和植物酸的含量，并采用适当的措施去除妨碍钙吸收利用的因素；避免菠菜、苋菜等与豆腐、牛奶、高脂饮食同时进食，同时还要多摄入富含维生素 D 的食物。

维生素 D

人体内维生素 D 以 D_2（麦角钙化醇）和 D_3（胆钙化醇）两种形式最为常见。维生素 D 能够调节肠道对钙的吸收。举例来说，当人体内的维生素 D 缺乏时，肠道从食物中可吸收钙的最大比例为 $10\%\sim15\%$；但是，在维生素 D 充足的情况下，小肠大约能从食物中吸收约 30% 的钙。维生素 D 的主要生理功能是将血清钙水平维持在正常生理范围内。当膳食中的钙不能满足机体需要时，维生素 D 就会动员储存在骨骼中的钙。另一方面，维生素 D 亦可以通过促进重吸收作用而减少钙、磷的流失，从而维持血液中钙、磷的浓度。足量的日光照射是补充维生素 D 最经济实惠的方法，资料显示，裸露脸、胳膊和手在有效的阳光照射下持续 $20\sim30$ 分钟，人的皮肤就可以合成足够一天使用的维生素 D。饮食方面，从天然食物中来源的维生素 D 不多，海鱼、动物肝脏、蛋黄、奶油和干酪等中相对较多，但它们的脂肪含量也较高，在确保营养均衡的条件下，可适当摄入此类食物以满足人体对维生素 D 的需求。

磷

人体中磷的含量约为体重的 1%，成人体内约含磷 $400\sim800$ 克，其中 85% 的磷存在于骨骼和牙齿中，15% 分布于软组织及体液中。骨骼和牙齿中的羟磷灰石是由钙和磷共同构成的，钙、磷比例约为 $2:1$。磷的主要吸收部位是小肠，其中以十二指肠及空肠部位吸收最快。大多数食物中的磷以有机磷酸酯和磷脂为主，它们需经酶促水解形成酸性无机磷酸盐后才能被吸收；而乳类食品中含较多溶解度高的酸性无机磷酸盐，易于被人体吸收。

人体对磷的吸收率可以根据食物含磷量的高低而自行调整。普通膳食中，磷的吸收率约为 70%，而当膳食中磷的含量较低时，磷的吸收率可达到 90%。磷在食物中分布广泛，正常饮食情况下一般不会发生磷的缺乏。含磷量高的食物主要包括瘦肉、蛋、鱼、干酪、蛤蜊、动物肝脏和肾脏，海带、芝麻酱、花生、豆类、坚果中也含有较多的磷，日常饮食中可以适当增加这些食物的食用频率，以保证磷的供给。

蛋白质

蛋白质是生命的物质基础，是人体组织和器官的基本构成成分。正常人体中的蛋白质含量为 $16\%\sim19\%$，并始终处于不断分解与合成的动态平衡之中。在正常的新陈代谢过程中，人体每天约有 3% 的组织蛋白质被更新或修复，所以需要通过食物进行蛋白质的补充。蛋白质也是骨骼的主要组成部分，骨骼的生长也是动态的，骨细胞处于不断退化与重建过程中，此过程中释放的氨基酸并不能进入骨骼循环，所以也需要不断补充新的蛋白质，以保证机体进行正常的骨骼生长。

骨基质主要由胶原蛋白构成，膳食中的蛋白质不足时会影响到骨质合成原料的供给。另一方面，蛋白质摄入量过高时会促进尿钙的排出，增加钙的流失。但在日常饮食中很少进食纯蛋白，当进食肉类食物等天然蛋白时，没有发现尿钙明显增加。这是由于膳食中除含有蛋白质外，还含有钙、磷等矿物质元素，在含蛋白质高的肉类中往往磷的含量也较高，蛋白质与这些矿物质元素共同作用可以抵消高蛋白摄入使尿钙排出增加的现象。

第二节　营养素与青少年脊柱健康

青少年时期处于生长发育的快速期，特别是骨骼系统，在很大程度上，20 岁以前就基本决定了一生的骨骼健康程度。在青少年时期可以积累一生中 40% 以上的骨量，这个时期是为骨质健康储存大量多骨质资本的时候，因为在其余的寿命中，都是从剩余的骨质中提取和消耗骨量的。骨质健康不仅关系到某些疾病，如脊柱侧弯的发生，也影响成年后的身高和骨质健康程度。如果青少年时期的骨矿量不达标，不仅容易导致骨折，而且也会增加成年后患骨质疏松症的风险。根据峰值骨密度、与年龄相关的骨质流失以及更年期对骨质疏松症病发的相对影响分析预测，峰值骨密度每增加10％可以使骨质疏松症的发生推后13年。据2015年《中国儿童少年营养与健康报告》的调查结果显示，我国儿童青少年骨矿量不达标的超过一半，骨矿量很低的比例约为2.5％，尤其是女性青少年的骨质健康堪忧，骨矿量极低的比例约为4.9％。

脊柱是人体中非常重要的骨骼系统，它由24块椎骨（颈椎7块，胸椎12块，腰椎5块）、1块骶骨和1块尾骨通过韧带、关节及椎间盘连接而成。脊柱是身体的支柱，位于背部正中，上端接颅骨，下端达尾骨尖。脊柱分颈、胸、腰、骶及尾五段；上部长，能活动，好似支架，悬挂着胸壁和腹壁；下部短，比较固定，身体的重量和所受的震荡由此传达至下肢。脊椎不仅仅只是骨骼，它还包括周围的肌肉、韧带、椎间盘以及椎管内的脊髓等。打个比方：我们的脊椎骨好比是钢筋，脊椎骨周围的肌肉、韧带、神经等就是混凝土，它们共同浇筑成了我们身体这座大厦的支撑柱。

1. 脊柱及骨骼发育所需的宏量营养素

人体在生命活动过程中不断从外界环境中摄取食物，从中获得人体必需的营养物质，其中最主要的营养物质包括碳水化合物、脂类和蛋白质。人体对这三类营养物质的需求量很大，一般称为三大营养素或宏量营养素，是形成人体结构、维持正常生命活动的物质基础。

充足的蛋白质是骨骼正常生长发育的保证。胶原蛋白被称为骨骼中的骨骼。因为在骨骼生成时，必须首先合成充足的胶原蛋白纤维来构成骨骼的框架，骨骼中所含有机物的70％～80％是胶原蛋白。胶原蛋白主要分布在哺乳动物的结缔组织中，与弹性蛋白和多糖蛋白相互交织形成网状结构，对动物和人体皮肤、血管、骨骼、牙齿和软骨的形成都十分重要，是这些结缔组织的主要物质基础。人体蛋白质中有1/3是胶原蛋白，成年人身体中大约有 3 千克的胶原蛋白，因此，胶原蛋白是一切动物的生命支架。胶原蛋白与椎间盘、肌肉生长有着密切关系。对于处于生长阶段的青少年来说，补充胶原蛋白能够促进生长激素分泌以及椎间盘和肌肉生长。一方面蛋白质可以提高胰岛素样生长因子的含量，而它被认为是调节肠道内钙吸收浓度和细胞外钙磷酸盐的重要因素。另一方面，胰岛素样生长因子能选择性刺激成骨细胞系的细胞膜对无机磷酸盐的转运。

骨基质主要由胶原蛋白构成，膳食蛋白质缺乏可以影响到骨基质合成原料的供给。中国营养学会推荐，我国成年人每天需要摄入 55～65 克的蛋白质以满足生命所需，对于生长发育中的青少年来说，摄入量会有一定的增加。由于我国以植食性食物为主，青少年膳食蛋白质推荐摄入量为：11～13 岁男生 60 克/天，女生 55 克/天；14～17 岁男生 75 克/天，女生 60 克/天。在日常膳食中，150～200 克熟牛肉中所含的蛋白质即可满足青少年的生长需求。按能量计算，蛋白质摄入量占总能量的 10%～12%，儿童和青少年为 12%～14%。为改善膳食蛋白质的质量，在膳食中应保证有一定数量的优质蛋白质，一般要求动物性蛋白质和大豆蛋白质应占膳食蛋白质总量的 30%～50%。

2. 脊柱及骨骼发育所需的常量元素

人体的组成成分中还包括大量的元素，其中碳、氢、氧、氮元素是以有机形式存在的，其余的元素统称为矿物质或无机盐，这类元素有 20 多种。在这些矿物质中，有一类元素在人体中含量较多（>0.01%体重），并且在每日膳食中需要量都在 100 毫克以上，这类元素称为常量元素，包括钙、镁、钠、钾、磷、氯6 种，这里我们着重介绍与骨骼生长发育有密切关系的钙、磷、镁元素。

钙

当钙的摄入量不足时，椎骨的发育就会迟缓，其坚固性也会下降。如果青少年学生长时间的坐姿、睡姿不正确，便会使脊柱的生长出现变形，影响脊柱正常发育，易发生脊柱侧弯等症状。

青少年的骨骼正处于生长发育非常旺盛的时期，其中的软骨组织较多，水分和有机物相对也比较多，但无机盐，包括钙的含量较少，因此青少年骨骼的弹性、柔韧性较好，坚固性却不够，承受外界压力和张力的能力还不如成年人，很容易在强度过大和时间较长的外力影响下发生生理弯曲或变形。骨骼中的钙既构成了人体的支架，又是人体内钙的储存库。青少年正处于生长发育的快速期，其生理状况尤其是代谢状况与成年人存在差异，这也决定了青少年对于钙需要量要高于普通成年人。据计算，青少年身高每增加1厘米，骨骼中所储存的钙就要增加大约20克，这部分钙被称为储存钙。因此，缺钙会直接影响骨骼的发育。

我国成年人在每日膳食中钙的适宜摄入量为800毫克/天，但对于青少年而言，为了满足身体迅速发育的需要，12~18岁青少年钙的适宜摄入量为1 000~1 200毫克/天。但在日常生活的实际膳食中，青少年的钙摄入量却不及推荐量的一半。2013年有学者对江苏、湖北、山东等9省区的儿童青少年钙摄入量进行了调查，结果显示：14~17岁的青少年中，男生每天的钙摄入量仅为374.3毫克，女生为339.4毫克，远低于推荐量。有学者在杭州的部分中小学中检查学生的脊柱侧弯的情况，发现未出现脊柱侧弯的学生的补钙情况要好于脊柱侧弯学生，说明钙的补充在一定程度上能够预防脊柱侧弯的发生。

青少年在每天的饮食中要注意选择钙含量较高的食物，保证身体每天对钙的需求，若发现身体有钙不足的情况，也要采取合理的补充方式增加钙的摄入。食物中钙的最好来源是奶和奶制品，不仅含量丰富，而且吸收率高。相比于纯牛奶，酸奶经发酵后更有利于钙的吸收。豆类食品、绿色蔬菜、虾皮、海带、发菜、芝麻酱等也含有较多的钙，是补钙的理想食材。根据测算，100毫升牛奶中约含104毫克钙离子，若要保证每天1 000毫克的钙摄入量，需要饮用1升左右的牛奶，而在实际生活中不可能在每天饮用如此多的牛奶。因此，建议青少年每天饮用300~500毫升的牛奶，同时食用一些含钙量高的食物，既能实现均衡营养，又可满足每日的钙元素需求。

磷

中国营养学会推荐，11～13 岁青少年对磷的适宜摄入量为640 毫克/天，14～17 岁为 710 毫克/天。当磷的摄入量低于推荐供给量的 70％时，就会引起其他主要营养素的摄入量偏低，尤其是钙和蛋白质。从另一方面来说，摄取过量的磷也会阻碍钙的吸收。在摄入较多的磷时，在食物中会与钙形成复合物并降低钙的吸收，从而使钙不能被人体正常利用。若钙的摄入量偏低，如每天低于 400 毫克，而磷的摄入量又远高于钙时，会显著影响钙的有效吸收。理论上，膳食中钙和磷摄入量的比值在 1～1.5 较好。中国营养学会指出，人体对于磷的可耐受最高摄入量是3 000毫克/天，但按照适宜的钙磷比，青少年每天摄入磷的量在670～1 000毫克之间为宜，相当于每日 100 克肉类（牛、羊、猪肉差别不大）和一升牛奶所含的磷元素量。

镁

正常成人身体镁总含量约 25 克，其中 60％～65％存在于骨骼、牙齿。镁是骨细胞结构形成和功能维持所必需的元素，镁与钙、磷一起参与骨骼和牙齿的组成。镁与钙既协同又拮抗，当镁的摄入量不足时，在不稳定的骨矿物质界面上就不能进行正常的钙、镁离子交换，这也被认为是引起低钙血症的原因之一。但当镁的摄入量过多时，又会阻碍骨骼的正常钙化。对于镁的适宜摄入量，11～13 岁青少年的摄入量为 300 毫克/天，14～17 岁为320 毫克/天，相当于 100 克大麦或 50 克黄豆或 50 克苋菜的含镁量。根据上述镁与钙的关系，镁的摄入量既不能过低，也不能过高，否则都不利于青少年的骨骼生长与发育。

镁的主要吸收部位是小肠，食物中镁的含量会影响吸镁的吸收率。当食物中镁的含量较高时，镁的吸收率约为 40％；而当食物中镁的含量较低时，镁的吸收率可达到 70％以上。从另一方面来说，膳食成分也会对镁的吸收产生影响，由于镁与钙的吸收途径相同，它们会因竞争吸收而相互干扰。乳糖和某些氨基酸有利于镁的吸收，而较多的草酸、植酸和钙盐则会妨碍镁的吸收，适量的饮水对镁的吸收也有促进作用。

3. 脊柱及骨骼发育所需的微量元素

除以上提到的常量元素外，还有一类营养元素在人体内的含量较少，平时通过膳食摄入的量也比较少，这类元素统称为微量元素，包括氟、碘、锌、铜、硒等，其中一些微量元素与骨骼的生长发育也密切相关。

氟

正常人体的含氟总量为2～3克，约有96％积存于骨骼及牙齿中。人体骨骼固体的60％为骨盐，氟能与骨盐结晶表面的离子进行交换，形成氟磷灰石而成为骨盐的组成部分，这种离子交换导致骨的晶状结构增大，但弹性降低。虽然骨的压强有所增加，但张力下降，因而它并不比正常骨对致骨折因素有更大的抵抗力。骨盐中的氟多时，骨质坚硬，适量的氟有利于钙和磷的利用及在骨骼中沉积，可加速骨骼成长，促进生长，并维护骨骼健康。对于骨骼发育迅猛的青少年，氟对于骨骼中钙和磷的沉积起到了至关重要的作用。若氟缺乏，钙、磷的利用会受到影响，降低骨的坚硬程度；但是长期摄入过量的氟会导致氟中毒。青少年对于氟的适宜摄入量为每天1.3～1.5毫克，每天摄入的氟大约65％来自饮水，30％来自食物。

碘

碘在体内主要参与甲状腺素的合成，其生理作用也是通过甲状腺素的作用表现出来的，至今尚未发现碘的独立功能。甲状腺素能够调节和促进代谢，与生长发育关系密切。所有哺乳类动物都必须有甲状腺素以维持其细胞的分化与生长。发育期儿童少年的身高、体重、肌肉、骨骼的增长和性发育都必须有甲状腺素的参与，碘缺乏可致儿童少年生长发育受阻。

成人体内含碘约20～50毫克，其中20％分布于甲状腺。饮食中的碘多为无机碘化物，在胃肠道可被迅速吸收，随血液送至全身组织。甲状腺摄取碘的能力最强，可用于合成甲状腺素和三碘甲状腺原氨酸，与甲状腺球蛋白结合后可储存在体内。我国每日膳食中碘的推荐摄入量为成人 120 微克，儿童青少年为每天110～120 微克。为了保证碘的摄入，我国居民目前广泛使用加碘盐，正常饮食情况下不会出现碘缺乏。对于青少年来说，除正常饮食之外，每周补充一次 50 克左右的海产品可进一步保证一周的碘需求。

硒

硒是人体必需的微量元素，人体内硒总量在 3～20 毫克，它们广泛分布于人体各组织器官和体液中。在特发性脊柱侧弯患者的胶原蛋白合成以及胶原纤维的形成和成熟过程中，一些微量元素未达到最理想的利用。有研究证实，胶原蛋白理想的合成和成熟过程依赖硒的参与。胶原蛋白的物理、生物功能的变化可能会影响骨骼轴线的稳定，而缺乏硒则可能导致特发性脊柱侧弯的发生和发展。

我国居民中，成年人每日硒的推荐摄入量为：成人 60 微克/天，14 岁以上的青少年与成人相同，而 11～13 岁青少年为 55微克/天，相当于一盒 150 克的苏打饼干。成年人对硒的可耐受量为每天 400 微克，青少年最好不超过 300 微克。性别、年龄、健康状况，以及膳食中硒的化学形式和量等因素都可影响硒在体内的吸收和分布。

其他微量元素

镓

镓能直接影响骨形成，抑制和阻止钙丢失。镓能降低骨钙蛋白的合成，该蛋白为破骨细胞再吸收的信号分子，能刺激胶原合成，减少骨钙丢失。镓盐能增加骨钙量，改善骨代谢，是一种良好的固钙剂，若配合钙剂应用，效果会更好。

锌

成人体内的锌含量约为 1.4～2.3 克，其中 30% 存在于骨骼，骨锌含量约为 150～250 微克。在骨矿化作用开始时，锌结合在骨前组织内，随矿化过程的进展，锌含量日益增多，在骨矿物质完成沉淀之后，在骨吸收时锌才移出。缺锌时，含锌酶活性迅速下降，直接影响其刺激软骨生长的生物学效应。成骨细胞活性降低，骨骼发育受抑制，影响骨细胞的生长、成熟与骨的钙化，成骨细胞居多的部位表现最为明显。

铜

人体内有一半左右的铜分布在骨骼肌和肌肉中，骨骼中的铜的浓度约为 4.1 微克/克。如果铜缺乏，会影响骨胶原的合成与稳定，使其强度减弱，骨骼的矿化作用不良，成骨细胞活动减少甚至停滞。临床检查发现骨质异常，骨骼变形，结构疏松，发生骨折的危险性增加。

锰

人体的骨骼是含锰最多的部位。骨细胞的分化、胶原蛋白及黏多糖的合成等都与锰有关，骨细胞的分化过程需要核糖核酸聚合酶催化，黏多糖的合成必须依赖锰激活的葡萄糖转移酶催化。锰缺乏时，骨细胞分化及其重要结构成分的合成受到抑制，组织结构发生缺陷，骨骼呈现异常。

4. 脊柱及骨骼发育所需的维生素

维生素也是一类维持人体正常生理功能的必需营养元素，它们既不是人体组织的构成成分，也不能提供能量，但它们在人体的代谢过程中发挥重要的调节作用，不可或缺。大部分的维生素不能由人体自动合成，必须通过食物来获取，若出现维生素缺乏，就会影响人体的正常代谢过程。目前发现的维生素有几十种，与骨骼生长发育有密切关系的包括以下几种：

维生素 A

维生素 A 是第一个被发现的维生素，又称为视黄醇，包括维生素 A_1 和维生素 A_2 两种。维生素 A_1 存在于哺乳动物及咸水鱼的肝脏中，维生素 A_2 存在于淡水鱼的肝脏中。植物体内存在的黄、红色素中很多是胡萝卜素，多为类胡萝卜素，能分解成为维生素 A。维生素 A 和胡萝卜素溶于脂肪，不溶于水，对热、酸、碱稳定，一般烹调不致引起破坏，但易被氧化破坏，特别在

高温条件下更容易被破坏。所以，当食物中含有磷脂、维生素 E
和抗血酸或其他抗氧化剂时，维生素 A 和胡萝卜素都非常稳定。

当维生素 A 缺乏时，成骨细胞与破骨细胞间平衡会被破坏。
人体和动物的试验发现，维生素 A 通过不同机制对抗维生素 D
的作用，它可以干扰肠道对钙的吸收和钙的正常血清水平。所
以，对维生素 A 的补充也应在合理的范围之内。中国营养学会
推荐，我国成年人的维生素 A 膳食参考摄入量为 $700\sim800$ 微克
RAE/天（RAE 为视黄醇活性当量）。维生素 A 摄入过量可引起
中毒，故中国营养学会提出维生素 A 的可耐受最高摄入量为
3 000 微克 RAE/天。但有研究表明，维生素 A 的摄入量大于
2 200 微克 RAE/天时就有可能损害骨骼健康。青少年中，$11\sim$
13 岁男生的维生素 A 膳食参考摄入量为 670 微克 RAE/天，女
生 630 微克 RAE/天；$14\sim17$ 岁男生 820 微克 RAE/天，女生
630 微克 RAE/天。猪肝中的维生素 A 含量丰富，大约 $10\sim15$
克猪肝的即可满足一天的维生素 A 需求。但猪肝中的胆固醇、
重金属含量很高，不宜食用太多。除猪肝外，胡萝卜、西红柿、
玉米、牛奶等也是维生素 A 的良好来源。另外，维生素 A 是构
成视觉细胞的主要成分，也是维持正常视觉功能的重要因子。我
国青少年由于学业压力过大，用眼不卫生等，引起视力下降，更
应注意补充外源维生素 A，但要注意适量补充，不要超过推荐摄
入量。

维生素 B_1、维生素 B_{12}

脊柱周围充满了神经网络，维生素 B_1 和维生素 B_{12} 对于神经
系统的正常发育和功能维持有重要作用。维生素 B_1 又称抗神经
炎因子，缺乏时可引起神经系统病变和功能异常。维生素 B_{12} 可
以使甲基丙二酸转换成琥珀酸单酰辅酶 A，此反应与神经髓鞘物
质代谢密切相关。

对于脊柱周围的神经，维生素 B_1、维生素 B_{12} 必不可少。根
据中国营养学会推荐，我国青少年的维生素 B_1 的适宜摄入量为：
$11\sim13$ 岁男生 1.3 毫克/天，女生 1.1 毫克/天；$14\sim17$ 岁男生

1.6 毫克/天，女生 1.3 毫克/天，100 克葵花籽仁中的维生素 B_1 含量即能满足每日所需。维生素 B_{12} 的适宜摄入量为：11～13 岁 2.1 微克/天，14～17 岁 2.4 微克/天，猪肝中维生素 B_{12} 含量很高，10 克猪肝就能满足青少年每日的维生素 B_{12} 需求。

维生素 B_1 广泛存在于各类食物中，最为丰富的来源是葵花籽、花生、大豆、瘦猪肉，其次为小麦、小米、玉米、大米等谷类食物。维生素 B_2 在动物性食品，尤其是动物内脏如肝、肾、心肌等含量较高，其次是蛋类和奶类，大豆和各种绿叶蔬菜也含有一定量的维生素 B_2。在日常饮食中，建议多食用一些谷类食物，特别是增加全谷物的摄入，可防止维生素缺乏。谷类食物过度精加工会导致维生素 B_1、维生素 B_2 以及各种矿物质的丢失，丧失大量营养成分。

维生素 D

膳食中缺乏维生素 D 或人体日光照射不足是维生素 D 缺乏症的两大主要原因。日光照射与地理条件、季节、大气环境有密切关系，皮肤形成的维生素量难以确定，其形成量取决于阳光照射强度、时间以及身体暴露面积。阳光照射强度又与季节、云雾和大气污染状况情况有关，因此皮肤形成量差异较大。在我国很多地区，环境问题都比较突出，而青少年时期也正是学业紧张的时期，户外活动较少，这些原因导致青少年每天的日光照射不足，无法自然合成足够的维生素 D。所以，青少年应尽量保证每天有一定的日照照射，若不能保证足量的阳光照射，就要通过饮食来补充维生素 D。

缺乏维生素 D 可使正处于生长发育阶段的青少年出现骨骼矿化不良的情况，并导致佝偻病的发生。青春发育期时缺乏足量的维生素 D 会降低机体对钙的吸收率和储存率，对峰值骨量也会产生不利影响。尤其当钙摄入量较低时，机体的维生素 D 水平可能是影响生长发育期骨骼发育的重要决定因素。一项观察性的研究发现，在婴儿期补充维生素 D 的女童进入青春期后的骨密度也会比较高。脊柱中骨所占的比例很高，因此维持维生素 D

的正常摄入也是保护脊柱的重要条件。

美国在 2013 年进行了一项流行病学的大样本调查，结果显示，在 6～18 岁的儿童青少年中，维生素 D 缺乏在正常体重、超重、肥胖、严重肥胖者的发生率分别为 21%、29%、34%、49%，证实维生素 D 缺乏在超重及肥胖儿童青少年中尤其高发。因此，对于超重及肥胖儿童青少年，平时应更加注意维生素 D 摄入量，以维持脊柱的正常发育。

维生素 D 需要量还与钙磷的摄入量有关，每天摄入 100 国际单位（2.5 微克）的维生素 D 即可预防佝偻病的发生并能促进生长。青少年对于维生素 D 的需求量更高，每日给予 300～400 国际单位（7.5～10 微克）的维生素 D 可促进钙吸收并满足生长发育的需要。根据中国营养学会的推荐，青少年需每天补充 10 微克的维生素 D，以满足发育所需，这相当于两个鸡蛋或 500 毫升牛奶的维生素 D 含量。

维生素 K

自然界的维生素 K 可以被分为两种：维生素 K_1，从绿色植物分离所得；维生素 K_2，由细菌合成，有多种化学结构。在钙和骨骼的代谢过程中，维生素 K 是一种必需的元素。它参与两种蛋白质的合成，即骨钙素和基质 γ-羧基谷氨酸蛋白，维生素 K 正是通过这两种蛋白质影响骨组织的代谢。在人体中，维生素 K 的低水平与低骨量有关，对于青少年来说，维生素 K 更是必不可少的。

维生素 K 经十二指肠和空肠吸收，膳食中一般都含维生素 K_1 和 K_2 的混合物，吸收率在 40%～70% 之间。维生素 K 被吸收后进入淋巴循环，与乳糜微粒结合并被转运到肝脏。人体肝脏中维生素 K 的储存量很少，更新很快。

我国制定膳食参考摄入量时未将维生素 K 列入。美国食物营养委员会推荐的维生素 K 每日适宜摄入量中，9～13 岁的儿童少年为 60 微克，14～18 岁的青少年为 75 微克。由于维生素 K 来源丰富，正常成人肠道微生物也能合成维生素 K，所以很少发生维生素 K 缺乏的症状。维生素 K 的安全剂量范围很广，在目前的研究中也没有发现维生素 K 的毒副作用的证据。

第三节　选择营养食材，促进脊柱健康

中国饮食文化博大精深，食材来源广泛，烹饪方式多样，也造就了我国人民膳食种类、食材搭配的多样化，可更大限度地保证各种各样营养素的摄入。相比于西方饮食，我国饮食注重味的调和，烹饪时所用的配料及配菜较多，味道可口，但容易过多摄入热量、脂肪、油、盐、胆固醇等，不利于身体健康。另外，我国饮食中的食材选择更加多样，尤以蔬菜更为突出，这使我们摄入的营养更加全面，但也应注意有些食材中的某些成分对人体健康无益，烹饪时要加以甄别。

对于处于生长发育关键时期的青少年来讲，均衡的膳食营养、合理的食材搭配显得尤为重要。本节内容就对我国人民常用的食材进行分类说明，对有利于骨骼发育和脊柱生长的食材进行重点介绍，帮助广大青少年在日常饮食中保证足够的营养素摄入。

1. 谷物及杂粮

大米

大米的主要营养成分是淀粉，约占 70% 左右。大米中所含的淀粉有两种，即支链淀粉和直链淀粉。支链淀粉分子比直链淀粉大，也比较黏，消化过程比直链淀粉慢。

不同等级稻米的营养成分差别不大，而不同精度的稻米的营养成分有较大的区别。糙米比精米更富有营养，糙米富含淀粉、B 族维生素、维生素 E、钾、镁、锌、铁、锰、铬、膳食纤维等营养物质。其中 B 族维生素和维生素 E 可提高人体免疫功能、促进血液循环、消除沮丧烦躁情绪的作用，青少年食用可增强自身抵抗疾病的能力，促进生长发育。由于加工精度较小，糙米中保留了大量的膳食纤维，具有促进肠道有益菌增殖、加速肠道蠕动和软化粪便的功效，经常食用可预防便秘和肠癌。所以大米不必加工得过分精细，日常以大米为主食的人群，推荐选择糙米作为主食。

玉米

玉米的主要成分为淀粉，约占 72%，还含有丰富的蛋白质、胡萝卜素、维生素、膳食纤维以及钙、磷、铁、硒、镁等矿物质。其所含的天然维生素 E、卵磷脂和谷氨酸具有健脑益智、延缓衰老的作用，青少年经常食用有助于促进大脑发育、提高学习效率。玉米中的维生素 A 含量高于稻米和小麦，不仅可以帮助提高人体免疫力，维持上呼吸道和皮肤健康，还能有效预防近视、夜盲症等眼疾，经常食用可以帮助需要大量用眼的青少年保持视力健康。其所含的维生素 B_1 以及钙、磷、硒、镁等都是骨骼发育所需的营养元素，适当食用玉米也可帮助骨骼健康成长。

玉米与豆类、大米、面粉相比较，缺少色氨酸等几种人体必需氨基酸。因此，玉米适宜与豆类、米面等食物混合食用，这样可大大提高玉米的营养价值。

甘薯

甘薯又称甜薯，含有丰富的淀粉、膳食纤维、胡萝卜素、维生素以及钾、铁、铜、硒等十余种营养元素，被营养学家们称为营养最均衡的保健食物。甘薯所含的多种维生素及矿物质元素都是骨骼发育所必需的，它还含有十分丰富的胡萝卜素，人体摄入后会转化为维生素 A，青少年经常食用可提高自身免疫功能，保护视力健康。甘薯富含果胶和膳食纤维，能够阻止糖分转化为脂肪，同时帮助消化系统消化食物、排出废物、预防便秘，体重超标的青少年食用既可以补充丰富的营养素，又能减轻体重。一般来说，人体呈弱碱性，而平时经常食用的肉类是酸性食物。甘薯是碱性食物，食用一些酸性食物后，酌量食用一些甘薯，可以保持人体血液的酸碱平衡，减轻人体代谢负担。

燕麦

燕麦富含膳食纤维，能促进肠胃蠕动，利于排便，热量较低。燕麦约含 15.6% 的粗蛋白质，脂肪约 8.5%，还有磷、铁、钙等营养元素，经常食用可以促进骨骼生长和血液循环，有助于青少年的生长发育。燕麦中水溶性膳食纤维的含量是小麦的 4.7 倍，玉米的 7.7 倍，让人易饱且能量持久，可以帮助青少年控制体重，维持胃肠健康，预防便秘的发生。

小米

小米富含淀粉、蛋白质、胡萝卜素、B 族维生素，以及钙、磷、铁、镁、铜、锌、硒等矿物质。小米的胡萝卜素含量极高，具有促进皮肤和上呼吸道健康、维持视力水平、提高机体免疫力的作用。此外，它还含有甲硫氨酸、色氨酸、苏氨酸等多种人体必需的氨基酸。相比于大米、玉米、高粱和面粉，小米的蛋白质及氨基酸含量都较多。膳食中多食用一些小米有助于青少年的身体健康及骨骼发育。

2. 肉、蛋、奶

猪肉

猪肉是我国人民生活中食用较多的肉类，含有丰富的蛋白质、脂肪、维生素 B_1、维生素 B_2、烟酸以及钙、磷、铁等矿物质。猪肉中的维生素 B_1 含量是牛肉的 7 倍，有助于改善精神状态，维持肌肉、心脏和神经系统的正常活动。猪肉中的钙质可促进骨骼的健康发育。

需要指出的是，猪瘦肉含蛋白质较多，肥肉含蛋白质较少，而脂肪的含量是肥肉多、瘦肉少。猪肉烹调后，一部分蛋白质可浸于肉汤中，也有一部分水解为氨基酸溶于肉汤中，在日常食用时，可适量喝一些肉汤。食用猪肉时，可适当搭配一些谷类、豆类等植物蛋白混合食用，可互相补充，提高营养价值。但是，如果食用猪肉较多，摄入蛋白质过多，在体内产生的尿素等氮废料也会相应增加，加重肾脏的代谢负担。同时，过多食用猪肉还会增强大肠里细菌的腐败作用，产生较多的胺、酚等有毒物质，若不及时排出体外，对身体也是有害的。

牛肉

牛肉所含的营养元素也很丰富，包括蛋白质、脂肪、氨基酸、B 族维生素、烟酸、钙、磷、铁、镁、锌等。牛肉是一种高蛋白的肉类，其蛋白质含量高达 21%，比猪肉、羊肉的含量都高；脂肪含量较低，约为 10%，比猪肉、羊肉的含量都少。

牛肉中含有大量的肉毒碱，这种物质可以支持脂肪的新陈代谢，为人体提供支链氨基酸，有助于增长肌肉，适合正处于生长发育期的青少年食用。牛肉中含有的肌氨酸具有促进肌肉生长、增强力量的作用，能帮助青少年发育得更快更好。

羊肉

羊肉的营养也比较全面，根据测算，每 100 克羊肉中约含有蛋白质 13.3 克、脂肪 34.6 克、钙 11 毫克、磷 129 毫克、铁 2 毫克，以及维生素 B_1、维生素 B_2、烟酸等。其中的铁元素可以参与人体造血，从而帮助青少年预防缺铁性贫血；大量的钙质可以促进骨骼的生长发育，保护牙齿健康。

鸡肉

鸡肉是最常见的禽类食材，含有丰富的维生素 A、B 族维生素，以及铁、镁、钙、钾、钠等多种矿物质，其中蛋白质的含量比例较高，种类多，而且消化率高，很容易被人体吸收利用，经常食用可增强体力、强壮身体，促进青少年生长发育。

另外，鸡肉含有对人体生长发育有重要作用的磷脂，是中国人膳食结构中脂肪和磷脂的重要来源之一。其所含的钙和铁可活血络、强筋骨，促进青少年骨骼发育，预防贫血，尤其适合体质虚弱的青少年补充营养。

鸡蛋

鸡蛋是人类最好的营养来源之一，因为鸡蛋中含有丰富的维生素、矿物质以及具有高生物价值的蛋白质。鸡蛋中的营养素包括蛋白质、磷、锌、铁、维生素以及二十二碳六烯酸（DHA）、卵磷脂等，这些营养素都是人体必不可少的，它们在人体的健康维持中起着极其重要的作用，如修复人体组织、形成新的组织、参与复杂的新陈代谢过程等。对人体而言，鸡蛋中的蛋白质品质最佳，仅次于母乳。丰富的优质蛋白质，不仅可以促进人体生长发育，还可以修复受损的组织等。鸡蛋中富含的 DHA 和卵磷脂具有健脑益智的作用，有助于神经系统和大脑发育，青少年经常食用可提高学习效率，改善记忆力。

鹌鹑蛋

鹌鹑蛋含有丰富的蛋白质、脂肪、维生素、钙、磷、硒、镁、钾、锌、脑磷脂、卵磷脂等。其含有的优质蛋白质、多种维生素和矿物质具有补益五脏、强筋健骨的作用，青少年食用可促进生长发育。鹌鹑蛋中的脑磷脂和卵磷脂可以健脑益智、提高记忆力和学习效率，有助于青少年的智力发育。

牛奶

牛奶是人们最常食用的奶品，含有丰富的蛋白质、脂肪、卵磷脂、乳糖、维生素 A、B 族维生素以及钙、磷等。牛奶中含有丰富的活性钙，是人类最好的钙源之一，而且其所含的钙磷比例适当，有利于钙的吸收。牛奶中的乳糖还能促进人体肠壁对钙的吸收，吸收率高达 98％，从而调节体内钙的代谢，维持血清钙浓度，增进骨骼的钙化。所以，经常喝牛奶可以促进骨骼发育，维持牙齿健康。牛奶还含有多种氨基酸，青少年经常饮用可促进智力发育，缓解学习压力。有些牛奶制品经过人工处理，减少了脂类，增加了钙元素，成为"低脂牛奶"或"高钙牛奶"。对于身体状况良好的青少年来说，平时饮用正常的牛奶即可，不必特意选择低脂或高钙牛奶。青少年每天饮用一杯（约 250 毫升）牛奶，最多不超过 500 毫升，即可满足营养所需。

酸奶

酸奶含有丰富的蛋白质、脂肪、B 族维生素、钙、磷以及乳酸菌等营养物质。酸奶钙含量较为丰富，可以维持骨骼和牙齿健康，促进青少年发育。酸奶还可以促进胃酸的分泌，促进消化、增进食欲，有助于青少年摄取更多营养物质。酸奶中的乳酸菌能够维护肠道菌群生态平衡，为人体形成天然的生物屏障，避免有害病菌入侵肠道，抑制肠道腐败菌的生长，而且能使肠道里的弱酸性物质转变成弱碱性，提高机体免疫系统功能，所以经常饮用酸奶的青少年可以提高自身免疫力。需要注意的是市面上标注有"酸奶饮料"的饮品并不是真正的酸奶，是经过调制的含奶饮料，其营养成分比酸奶差很多，在购买时需仔细区分。

3. 水产品

淡水鱼类

青鱼、草鱼、鲢鱼、鳙鱼是被中国人所熟知并经常食用的淡水鱼类，又被称为"四大家鱼"。除此以外，鲤鱼、鲫鱼、鲶鱼等也是餐桌上经常见到的淡水鱼类。由于品种繁多，这里进行综合的介绍，不再一一说明。淡水鱼类的营养属高蛋白低脂肪的类型，含有丰富的蛋白质、氨基酸、维生素、烟酸，以及钙、磷、铁等矿物质。其所含的优质蛋白质及多种氨基酸不仅种类齐全，而且易于消化吸收，青少年经常食用可促进生长发育。其脂肪含量低，且多为不饱和脂肪酸，有利于胆固醇的代谢。淡水鱼类所含的蛋白质及矿物元素对青少年的肌肉和骨骼发育都有促进作用，可刺激骨骼的快速生长。另外，经常食用鱼肉还可增强免疫机能，提高免疫力。对于青少年来说，建议每周吃 2～3 次鱼，每次 150～200 克为好。

海水鱼类

除了淡水鱼类，人们经常食用的还有海水鱼类。常见的海水鱼包括鲈鱼、带鱼、黄花鱼、三文鱼、鲅鱼、金枪鱼、多宝鱼等，其种类更加繁多。海水鱼与淡水鱼的营养成分大体相同，海水鱼同样含有丰富的蛋白质、氨基酸、维生素，以及钙、磷、铁、碘等矿物质。海水鱼中的优质蛋白质是骨骼发育的基础，其所含的维生素 D 可以促进钙质的吸收和利用，有助于骨骼发育和健康。相比于淡水鱼，海水鱼的脂肪含量较高，在其肝油或体油中含有一种对大脑发育极为重要的不饱和脂肪酸，属于 Omega-3 不饱和脂肪酸，是人们所熟知的 DHA，其也被称为脑黄金。这是一种人类必需的脂肪酸，但无法从陆生的食材中获得，所以常吃鱼肉，尤其是海水鱼，对于青少年大脑功能的发育至关重要。对于海水鱼类，平时可选择多进食鲅鱼、三文鱼、鲈鱼、小黄鱼等，容易获得且营养丰富。但也应注意，海水鱼和淡水鱼除含有丰富的营养外，鱼的体内也会聚集一种有害物质，叫做甲基汞。过量食用鱼肉，有可能导致摄入过多的甲基汞，反而影响正常的生长发育。因此，每周以2～3次，每次150～200克的原则食用鱼肉比较好，建议海水鱼和淡水鱼交替食用。

虾

虾同样包括淡水虾和海水虾，都含有丰富的蛋白质、氨基酸、碳水化合物、维生素，以及钙、磷、硒、镁、碘等矿物质。其中富含的优质蛋白质及多种氨基酸是青少年骨骼和肌肉发育的优质营养来源。虾肉细腻松软，易于人体消化吸收，是促进青少年生长发育的理想食材。需要特别指出的是，虾中的钙和磷元素含量丰富，经常食用可以维持骨骼和牙齿健康，预防骨质疏松。海虾还富含碘质，对人类的健康极有裨益。

螃蟹

螃蟹中同样含有丰富的蛋白质、氨基酸、维生素，以及钙、磷、铁等营养元素。其中所含的维生素A十分丰富，具有保护皮肤和视力的作用，青少年食用可以有效预防近视和夜盲症。螃蟹中含有大量的磷元素，比一般鱼类高出6～10倍，经常食用可以帮助人体强健骨骼和牙齿，促进青少年的骨骼发育。

在食用螃蟹时要特别注意，海蟹体内有一种嗜盐菌，其存活能力强，繁殖速度快，若误食会引起中毒。嗜盐菌的弱点是怕热怕酸，所以在烹饪海蟹时，只要加热煮沸15分钟以上就能够杀死嗜盐菌。另外，在吃的时候，也可以把蟹肉放在醋里浸泡一会儿，既能调味，又能杀菌。螃蟹性寒，青少年不可多食，尤其胃腺功能不佳时更要少食。

4. 蔬菜

白菜

白菜在我国有着悠久的种植及食用历史，现在各地也都有大量种植。白菜中的主要营养成分为B族维生素、维生素C，以及钙、铁、磷、锌等矿物质元素。白菜中的维生素C含量较高，对防治坏血病和增强身体免疫力都非常有帮助。白菜中锌的含量较高，不但在蔬菜中屈指可数，而且比肉和蛋类含量还要高。白菜也含有丰富的粗纤维，不但可以起到润肠的作用，还有促进排毒的作用，可以刺激肠胃蠕动，促进大便排放，有利于改善消化不良。

尤其要说明的是，吃白菜还能补钙，这一点可能还不被大多数人所知。白菜中含有丰富的钙质，100 克白菜的含钙量在 30 毫克左右，这也意味着一杯白菜汁几乎含有与一杯牛奶一样多的钙。所以，常吃白菜也能补钙，有利于青少年的骨骼发育。

芹菜

芹菜含有丰富的胡萝卜素、维生素 C、氨基酸、铁、钙、磷等营养物质。其中含有的钙和磷，可以帮助青少年强健骨骼，预防小儿软骨病，促进青少年的骨骼发育。芹菜还含有大量的铁元素，经常食用可以补血。

芹菜是一种高纤维的食材，所含热量较少。当咀嚼芹菜的同时，消耗的能量会大于芹菜所能给予的能量，所以芹菜也被认为是一种可以减肥的食材，很适合超重或肥胖的青少年食用。芹菜中由于含有大量的粗纤维，在咀嚼芹菜时，通过对牙面的机械性摩擦，芹菜的纤维会帮牙齿进行一次大扫除，扫掉牙齿上的一部分食物残渣，擦去黏附在牙齿表面的细菌，从而减少牙菌斑形成，有利于青少年的牙齿健康。

洋葱

洋葱含有丰富的维生素 A、B 族维生素、维生素 C，以及钙、磷、铁等矿物质。洋葱中含有的钙质能够提高骨密度，有助于促进青少年的骨骼发育。洋葱也具有刺激胃肠道和消化腺的作用，能够增进食欲、促进消化，对于缓解消化不良、食欲不振有很好的效果。

洋葱富含的硒元素和槲皮素还可以起到预防癌症的作用。硒是一种抗氧化剂，能增强人体的免疫反应，从而抑制癌细胞的分裂和生长，同时还可降低致癌物的毒性。而槲皮素则能抑制致癌细胞活性，阻止癌细胞生长。

胡萝卜

胡萝卜也是一种营养丰富的家常蔬菜，它含有丰富的胡萝卜素、维生素 B_1、维生素 B_2、叶酸、氨基酸，以及钙、磷、铜、铁、氟、锰、钴等矿物质，素有"小人参"之称。其中富含的天然胡萝卜素，可以维护上呼吸道的健康，保护气管、支气管以及肺部。胡萝卜还具有保护肝脏的功效，所富含的胡萝卜素在体内可以转化为维生素 A，为肝脏提供必需营养素，同时还可以保护视力，预防夜盲症的发生。其含有的多种矿物质元素，也是骨骼发育所需要的营养来源之一，可满足青少年对矿物质的营养需求。

菠菜

菠菜含有丰富的蛋白质、胡萝卜素、维生素 C、维生素 E、钙、磷、铁、辅酶 Q、膳食纤维等营养素。菠菜中的蛋白质含量也比较可观，100 克菠菜中含蛋白质 2.5 克，差不多相当于两个鸡蛋的蛋白质含量，所以常吃菠菜也可补充蛋白质，促进身体的生长发育。另外，菠菜中的胡萝卜素含量甚至比胡萝卜本身还要多，100 克菠菜约含胡萝卜素 3.4 克，胡萝卜素能帮助维护视力和上呼吸道健康，经常食用可以提高人体免疫力。菠菜中的铁可以缓解贫血者的贫血症状，尤其适合"虚不受补"的人群。菠菜所含的大量膳食纤维还具有促进肠道蠕动的作用，其所含的酶对改善胃和胰腺的分泌功能有良好作用。

南瓜

南瓜含有丰富的多糖、蛋白质、氨基酸、维生素、类胡萝卜素、果胶，以及钙、锌、钾、磷、镁等矿物质。其中所含的多糖能调节免疫系统的功能，有助于提高青少年的免疫力。南瓜所含的大量锌可以参与人体内核酸、蛋白质的合成，为人体生长发育提供重要的营养物质。南瓜其中的维生素 A 可以维护皮肤和呼吸系统的健康，有效预防近视和夜盲症。南瓜所含果胶还可以保护胃肠道黏膜，免受粗糙食品刺激，促进溃疡愈合，加强胃肠蠕动，帮助食物消化，胃功能弱者适宜食用。

西红柿

西红柿营养全面，并且可不经烹饪直接食用，营养又方便。西红柿富含维生素 A、维生素 B_1、维生素 B_2、维生素 C、胡萝卜素、番茄红素、苹果酸、柠檬酸，以及钙、磷、钾、镁、铁、锌、铜等多种营养元素。其中含有的苹果酸和柠檬酸具有促进胃液分泌、增加胃酸浓度的作用，能够促进脂肪和蛋白质的消化，青少年食用可增进食欲，有助于消化吸收。其丰富的维生素 A 具有保护视力和上呼吸道、提高免疫力的作用。多种矿物质元素，尤其是钙、镁等都是骨骼发育所需的重要元素。

金针菇

金针菇含有丰富的蛋白质、氨基酸、胡萝卜素、维生素、膳食纤维，以及锌、磷、硒等营养元素。金针菇中的氨基酸多为人体必需氨基酸，经常食用可以有效地增强机体的生物活性，保持机体健康，使人充满活力。由于金针菇中含有大量的锌元素，也使得它有着"增智菇"的美誉，加上金针菇中的赖氨酸的含量特别高，青少年经常食用可以促进智力发育。金针菇还具有抵抗疲劳的作用，青少年时期学业压力较大，经常食用可以减缓疲劳。

5. 水果

苹果

苹果含有丰富的蔗糖、还原糖、苹果酸、柠檬酸、维生素 C、果胶，以及钾、镁、硫、铁、铜、碘、锌等矿物质。苹果可改善呼吸系统和肺的功能，我国很多地方的空气环境污染问题比较突出，经常吃苹果可以保护肺部，减弱环境污染和烟尘带来的影响。苹果还含有大量的粗纤维，能够促进肠道蠕动，维护肠道的正常菌群，防治便秘。苹果特殊的香气可以缓解压力和消除不良情绪，帮助脑力劳动者长时间保持充沛的精力，青少年经常食用可有助于缓解学习压力。

另外，苹果中含有的硼和锰元素对于增强骨质有明显的促进作用。有研究发现，硼可以刺激人体雌激素的分泌，而后者有助于骨质中钙的沉积，有效预防钙质流失。锰是骨骼构成的必需元素，它参与活化硫酸软骨素合成的酶系统，可以促进骨质的合成，缺锰会导致骨骼生长缓慢。

香蕉

香蕉富含果糖、葡萄糖、胡萝卜素、维生素 B_1、维生素 B_2、果胶，以及钙、磷、镁、铁等营养元素。香蕉含有的维生素和矿物质种类非常广泛，其本身热量不高，尤其适合超重或肥胖的青少年食用。香蕉中镁元素含量较高，镁是骨细胞结构形成和功能维持所必需的元素，常吃香蕉可以在一定程度上补充镁元素，促进骨骼健康发育。香蕉中钾元素丰富也比较丰富，钾元素对于维持肌肉的正常功能有重要作用，尤其是心肌功能的维持离不开钾的参与。因此，香蕉的摄入对钾元素在人体内水平维持也有帮助，对于青少年的健康成长也大有裨益。

葡萄

葡萄富含蛋白质、葡萄糖、维生素 B_1、维生素 B_2、维生素 B_6，以及钙、钾、磷、铁等营养物质。葡萄含铁量较高，多以复合铁的形式存在，经常食用可以改善贫血症状，对于青少年则可促进生长发育。一直以来，葡萄就被认为是补气养血的食疗佳品，体质虚弱的青少年经常食用可起到强身健体的作用。葡萄中富含类黄酮，它是一种强力抗氧化剂，可抗衰老，并可清除体内自由基。葡萄中的葡萄糖、氨基酸、维生素的含量都很丰富，可提升大脑神经兴奋性，对改善神经衰弱和消除过度疲劳有一定效果，适合青少年缓解学业压力过大产生的神经衰弱、过度疲劳等。

草莓

草莓含有丰富的蛋白质、糖类、果胶、胡萝卜素、维生素，以及钙、磷、铁、钾、锌等矿物质，其中所含的胡萝卜素具有明目养肝的作用，对于近视具有良好的预防效果，有助于青少年维护视力健康，缓解用眼疲劳。草莓中的维生素 C 含量很高，经常食用可以提高机体免疫力。草莓中还含有少量的天冬氨酸，具有减肥去脂的效果，经常食用草莓可以起到减肥的作用，适合体重超标的青少年食用。草莓所含的大量果胶和膳食纤维可以促进肠胃蠕动，增进消化能力。

红枣

红枣含有丰富的蛋白质、碳水化合物、维生素，以及钙、磷、铁、镁等矿物质。红枣中的维生素 C 具有提高人体免疫力的作用。红枣富含钙质，所以青少年食用红枣时也可补钙，可以促进骨骼发育，有效地防止骨质疏松，维持骨骼健康。红枣中的铁含量也比较丰富，充足的铁可以促进血红细胞的生成，有助于贫血的治疗。

芒果

芒果含有丰富的蛋白质、糖类、胡萝卜素、维生素、叶酸、柠檬酸、芒果苷，以及钙、磷、铁等营养元素。芒果中含有大量的胡萝卜素，可改善青少年的视力，预防近视和夜盲症。芒果还可以促进胃肠蠕动，改善消化和吸收功能。芒果含有的芒果苷有明显的抗脂质过氧化和保护脑神经元的作用，能延缓细胞衰老、提高脑功能。其含有的多种矿物质元素对于青少年的骨骼发育也有良好的促进作用。食用芒果时要注意，芒果中含有一种致敏性蛋白，会对皮肤产生刺激从而引发过敏，特别是没有熟透的芒果，里面引起过敏的成分比例比较高。在食用完芒果后，应当漱口、洗手，将接触到芒果汁的部位清洗干净，以免引起过敏反应。

6. 豆类及坚果

豆类

我国人民经常食用的豆类包括大豆（黄豆）、黑豆、蚕豆、绿豆、红豆等，品种丰富，营养全面，最新的《中国居民膳食指南》也建议要经常吃各种豆类及豆制品。整体而言，豆类食品含有丰富的蛋白质、氨基酸、不饱和脂肪酸、维生素、磷脂、皂苷、膳食纤维，以及钙、磷、铁、镁、钾、钠等营养元素。豆类中富含的优质蛋白质，氨基酸组成较接近人体所需，经常食用可强身健体，青少年经常食用还可促进生长发育。豆类含有丰富的卵磷脂，它是构成大脑细胞组织的重要营养素，经常食用黄豆可维护大脑功能，有助于提高青少年的学习效率。另外，豆类中含有包括钙在内的多种矿物质，可补充钙质，防止因缺钙引起的骨质疏松，促进骨骼发育。黄豆中还含有大量异黄酮，可抑制骨质的再吸收，促进骨骼健康；蚕豆中有丰富的胆碱，经常食用可增强记忆力，具有保护大脑的作用，青少年经常食用可有效提高学习效率。

豆类的食用方式多样，比如大豆可以做成豆浆、豆腐、豆干、豆花等，适宜不同的人群食用。在食用豆类食品时也应注意几个问题：一是豆类食品要加工熟透后再食用，这是因为豆类中含有一种胰蛋白酶抑制剂，它能抑制人体蛋白酶的活性，影响蛋白质的消化和吸收，这种物质比较耐热，需要高温才能破坏。对于人们经常饮用的豆浆，一定要将豆浆煮开沸腾后才可饮用；干炒大豆在制作过程中并不能完全分解胰蛋白酶抑制剂，在食用后可能会妨碍肠胃的正常消化吸收功能。二是食用豆类食品不要过量，主要是因为豆类食品的蛋白质含量较高，消化较慢，食用过多时会引起胃部不适，所以肠胃功能不好的人尤其要少食。

花生

花生素有"长生果"的美誉，富含蛋白质、脂肪、氨基酸、卵磷脂、维生素，以及锌、硒等营养元素。花生所含的锌和维生素 E 具有增强记忆力、延缓脑功能衰退的作用，经常食用可以健脑益智，适合学习压力大、考试期间的青少年食用。花生中的蛋白质和大豆一样，都是优质蛋白质，极易被人体消化吸收，吸收率 90％左右。花生中的脂肪酸构成，再加上其他成分的作用，能降低低密度脂蛋白的含量，让心脏更加健康。

核桃

核桃营养丰富，含有大量的蛋白质、脂肪、糖类、胡萝卜素、维生素 B_1、维生素 B_2，以及钙、磷、铁等矿物质。核桃中的优质蛋白质和多种不饱和脂肪酸，可参与大脑新陈代谢，具有增强脑功能的作用，青少年食用可提高学习效率，缓解大脑疲劳。其含有丰富的维生素 E，具有提高机体免疫力、维护皮肤和毛发健康的作用，青少年食用可预防疾病，保护皮肤健康。核桃仁的营养丰富，对减少肠道吸收胆固醇的数量有一定的作用。

松仁

松仁含有丰富的蛋白质、氨基酸、油酸酯、亚油酸酯、挥发油、维生素 A、维生素 E，以及磷、锰等矿物质。松仁含有十分丰富的不饱和脂肪酸，经常食用可以强身健体，促进青少年的生长发育。松仁中维生素 A 和维生素 E 含量丰富，经常食用可以保护皮肤健康、预防视力下降、提高机体免疫功能。松仁中的谷氨酸含量高达 16.3％，经常食用可健脑益智、增强记忆力，适合学习压力大的青少年食用。核桃中的磷脂，对脑神经有良好保健作用。核桃具有多种不饱和与单一非饱和脂肪酸，能降低胆固醇含量，对心脏有一定的好处。

第四节　避免饮食误区，培养
合理膳食好习惯

1. 骨髓营养多，可以吸食动物骨髓来补充营养吗

大部分人认为骨髓不仅味道好，还可以滋养、补血。很多人在熬制骨汤的时候，喜欢把棒骨敲碎，吸食其中的骨髓，然而这样的做法是弊大于利的。

骨髓位于长骨（如肱骨、股骨）的骨髓腔，扁平骨（如胸骨、肋骨）和不规则骨（髂骨、脊椎骨等）的松质骨间网眼中的一种海绵状的组织。分为红骨髓和黄骨髓，其中红骨髓能制造红细胞、血小板和各种白细胞。一些骨髓腔中的骨髓含有很多脂肪细胞，呈黄色，且不能产生血细胞，称为黄骨髓。动物刚出生时，全身骨髓腔内充满红骨髓，随着年龄增长，相当部分红骨髓被黄骨髓取代，最后几乎只有扁平骨松质骨中有红骨髓。黄骨髓主要成分是饱和脂肪，含量达到 90％以上。食用骨髓时摄入的

其实主要是脂肪，经常吸食骨髓会导致青少年肥胖、高血脂，并不利于健康成长。

2. 鲜榨果汁需要滤除纤维再喝吗

有些人喜欢在榨果汁的时候去掉水果中的纤维，这样会使果汁的口感更加顺滑。然而这样会使得同等体积的果汁含果糖量更多，过量饮用会引发肥胖。膳食纤维是人体所必需的一种营养素，具有重要的营养作用和保健功能，膳食纤维与人体健康关系密切，甚至被称为"第七营养素"。适量摄入膳食纤维，不仅能对人体的代谢机能进行调节，进而防治诸多慢性病，还能促进体质健康。水果中的纤维有助于肠胃蠕动，促进消化和吸收，减少便秘，预防结肠癌，有益于身体健康。膳食纤维虽然是一种多糖，但它本身并不能被吸收利用，也无法产生能量，所以它还可以控制体重，既科学又无副作用。因此，在榨果汁的时候尽量不要把纤维去除。

3. 饮料口味好，每天多喝饮料可以代替喝水吗

商店里销售的瓶装或罐装饮料绝大多数为了产品的美观、色泽以及口感会添加许多人工合成的化学成分，如色素、甜味剂、碳酸水、防腐剂等。果味饮料中的水果口味大部分是由化学品调配制成的，含有大量糖分，容易使人发胖，对身体无益。在美国，碳酸饮料等被认为是造成青少年肥胖的主要原因。美国疾病控制和预防中心的资料显示，北美地区16％的儿童和青少年体重超标，平均每天饮用的碳酸饮料的含糖量相当于15茶匙的白糖。青少年在饮用饮料的同时会摄入大量的能量，但并不会因此而减少进食，从而使摄入的能量过多，多余的能量无法被消耗掉，会在体内转化成脂肪，从而导致发胖。另外，碳酸饮料含有磷酸，大量摄入会影响钙的吸收。对于青少年来讲，不适合饮用过多碳酸饮料或其他调制饮料，而应尽量选择鲜榨果汁或白开水。

4. 青少年学习压力大，多吃肉类能够补充营养吗

青少年学生的学习压力比较大，尤其是在考试前，需要进行紧张的复习和备考，这也导致学生的能量消耗比较大，需要全面的营养补充。但是，很多家长认为多吃肉类就能补充足够的营养，甚至选择肉类作为主餐。这样的做法并不可取，在饮食上应保证充足的碳水化合物，多选择高蛋白、低脂肪的食物。主食应以谷类为主，还要补充一定量的肉、禽、蛋、奶、蔬菜、水果等。大脑的能量主要来自于血液里的葡萄糖，充足的碳水化合物供应可以保证大脑有足够的能量进行工作。脂肪高的食物会加重肠胃的消化负担，再加上学生们大部分时间都是静坐少动，摄入过多脂肪会导致肥胖。很多学生在晚上可能还要做很多功课，有些家长会准备很多宵夜，以免学生晚上学习会饿。适当的宵夜是可以的，但是不宜食用过多的蛋白质和脂肪，并且不能在睡前食用，这样会严重影响消化功能。宵夜最好在睡前至少 1 个小时食用，可选择易消化的谷类食品和清淡的蔬菜，如汤、粥、麦片、牛奶等。

5. 多吃白肉比红肉更好吗

有些肉类在烹饪前的颜色较浅，统称为"白肉"，常见的主要包括鸡、鸭、鹅、鱼、虾、蟹、牡蛎等。而"红肉"则是那些在烹饪前颜色较深的肉类，常见的主要是猪肉、牛肉、羊肉等哺乳动物的肉。相比于红肉，白肉最大的特点是蛋白质含量高，而脂肪含量低，特别是鱼虾类、贝类，它们脂肪含量大多在 10% 以下。多吃白肉可补充足够的蛋白质，并且不会摄入过多脂肪。但如果白肉吃多了，体内的蛋白质就会超过人体所需求的量，从而加重肾脏的负担，也会使钙的排出量增加。

另一方面，吃肉不仅仅是获得蛋白质和脂肪这两种营养素。肉类所含有的营养素很多，包括维生素，以及钠、铁、锌、硒等矿物质元素。红肉虽然脂肪含量稍高，但并意味着日常不能吃红肉。红肉中含铁、锌的量也较高，并且容易被人体吸收。青少年生长所需的营养是全面的，不能一味地拒绝红肉，只吃白肉，而应互相搭配，注意食用的量都不要过多。

6. 早餐、午餐、晚餐的量应该如何控制

有些学生晚上睡得晚，早上起不来，为了赶去上学忽略了早

餐这个环节，这是非常不正确的做法。一份营养均衡的早餐可以保证整个上午的能量需求，早餐应以高蛋白的食物为主，如鸡蛋、牛奶等，配合以面包、谷物粥类食用。研究发现，早餐摄入的能量和营养素可以及时通过大脑来调节一夜休息后的相关代谢和神经激素，使机体的生理功能达到平衡，所以早上吃早餐是精力充沛的保证。如果不吃早餐，或以简单的零食代替早餐，会引起低血糖，出现头晕、心慌、出虚汗的现象，影响学习。长时间不吃早餐，会使多种营养素的摄入也较低，如维生素 A，维生素 B_1、维生素 B_2、维生素 D、叶酸、钙、铁等，这些营养素的缺乏是很难通过一天中的其他几餐来弥补的，最终影响生长发育。

对于午餐，多数学生会选择在学校餐厅或校外饭馆解决。有些学生认为学校餐厅的饭菜不可口，午餐就吃得很少，导致营养摄入不足；有些学生在校外饭馆吃饭，由于卫生条件差还可能导致疾病。午餐如果摄入量不足，会导致学生下午容易饥饿，进而在晚餐时摄入过多的食物，使肠胃负担加重，难以消化过多的食物，血液在肠胃分布增多，副交感神经抑制兴奋作用增强，学生容易困倦，学习效率低下。

因此，青少年学生要重视早餐，吃好早餐；午餐要吃饱，营养要全面；晚餐要适量，减轻肠胃负担。对于三餐的摄入量，建议按照 3：4：3 的比例摄入，即：早餐与晚餐的能量摄入分别占全天总能量的 30%，午餐食物的能量摄入占 40%。

7. 水果的营养丰富，可以多吃水果少吃饭吗

水果品种繁多，营养丰富，由于种植及运输条件的发展，现在一年四季都可以吃到新鲜的水果。水果虽然营养丰富，但也只能作为营养补充一种手段，不能多吃水果少吃饭，更不能只吃水果不吃饭。从营养学的角度，人体对于食物或营养素的需求都不能过量，青少年的胃容量有限，消化和吸收功能相对比较弱，如果吃水果过多会影响食物中其他营养素的摄入，甚至引起消化不良，出现腹痛、腹泻等症状，所以青少年吃水果并不是多多益善。水果营养丰富，但并不包含人体所需的全面营养素，水果不

能够代替每日的餐食。

需要注意的是，有些水果含有特殊成分，如柿子中含有较多的鞣酸，空腹吃或者吃得过多，会在胃中与蛋白质结合形成坚硬的"柿石"，影响正常消化功能。饭后立即吃水果也不可取，水果中的有机酸会与其他食物中的矿物质结合，影响消化和吸收，建议在饭前一小时、饭后两小时左右吃水果。

一些水果的果皮中的也含有的较多的营养素，但考虑到果肉与果皮的重量比，果皮在营养总量中的贡献也是有限的。另外，在水果的生长过程中，喷洒的农药会长时间地残留在果皮上，果皮中的农药残留量比果肉高出许多倍，用自来水清洗无法将残留在果皮上的农药去除。因此，在吃水果时建议选用专门的洗涤产品去除，或者将果皮削去再食用。

8. 快餐可以多吃吗

快餐大多数都是油炸食品，食用油经高温加热，营养价值会降低，还有可能会产生致癌物质。高温加热可使油中的维生素A、胡萝卜素、维生素E等被破坏。同时，因高温氧化，必需脂肪酸也受到破坏。油炸食品不易被机体消化吸收，并会妨碍同时进食的其他食物的吸收。需要特别指出的是，反复高温加热食用油会产生很多脂肪酸聚合物，这些脂肪酸聚合物可使机体生长停滞、肝功受损，甚至有致癌的危险。因此，青少年要尽量避免吃快餐，尤其是油炸食品。一日三餐尽量在家里吃，均衡营养，按时吃饭。

9. 青少年能吃保健品吗

保健品是一种辅助的营养增强手段，并不能作为人体生长发育的主要营养来源。营养专家建议，只要调配好一日三餐，均衡营养、合理饮食，就能满足青少年的营养需求，不需要额外补充保健品。有些青少年如果确实有营养不良的状况，也应该在进行全面检查后，根据实际情况进行营养补充。并且，市场上很多的保健品都夸大其作用，切不可盲目购买、盲目食用。

保健品所含的营养素大都比较片面，而均衡的饮食基本可以保证人体所需的全面营养素，这对人体预防疾病、维持身体正常发育更有意义。补充保健品还可能导致某些营养元素的摄入量过多，如维生素 C 是水溶性维生素，本身毒性很低，很少引起毒性反应，但临床研究发现，大量摄入维生素 C 会在机体内形成草酸盐，若在肾脏中沉积可形成草酸结石。所以，青少年不可盲目补充保健品，若确需进行营养补充，也应在检查后选用可靠的营养品进行补充。

10. 骨头汤可以补钙吗

青少年时期的生长发育非常迅速，骨骼在发育过程中需要大量的钙质。尤其是对于有缺钙症状的青少年来说，除保证充足的膳食营养外，也需额外进行钙的补充。在补钙的膳食选择上，不少家长还存在一个误区，即认为喝骨头汤就可以补钙。不可否认，骨头汤内含有丰富的营养物质，特别是蛋白质和脂肪。它是一种物美价廉的食物，对人体健康有一定的益处，但单纯靠喝骨头汤绝对达不到补钙的目的。中国传统饮食文化中有句俗话叫做"吃什么补什么"，很多人都认为，如果用骨头熬汤，就能将骨头中含有的钙熬进汤中，通过喝汤就能够达到补钙的效果。实际上，骨头汤中钙含量很低，这是因为骨头里面的钙在煲汤时很难释放出来，即使煲很长时间，汤中的钙含量仍微乎其微。一般在煲汤时都是用水煲而不加任何的酸性调料，汤中不会形成钙沉淀，故汤中的钙含量实际上与水中钙含量接近，其数值并不高。如果添加一些醋，可促进骨头中钙的溶解，但汤中的钙含量仍不高。此外，骨头汤煲的时间较长，肉中或骨髓中的脂肪会大量融解其中，使汤中的脂肪含量较高，喝太多骨头汤反而容易导致青少年脂肪摄入超标。因此，青少年补钙要选择正确的方法，纯牛奶、酸奶、豆类食品、虾皮等食材中的钙含量都比较高，在日常饮食中可通过摄入这些含钙量高的食材进行钙的补充。

11. 少吃主食就可以预防青少年肥胖吗

随着生活水平的提高，我们周围的"小胖墩"越来越多。肥胖可引起多种慢性疾病的发生，影响青少年的正常发育。导致肥胖的原因主要是摄入的能量多而消耗的能量少，剩余的能量便转化为脂肪储存起来，从而形成了肥胖。现在青少年的学习任务都比较重，除了正常的学习任务，还要在课外上各种辅导班，导致运动锻炼的时间大大减少，静坐少动，这也是肥胖的诱因之一。

主食主要为我们的身体提供能量，是一天中各种体力活动、脑力活动，以及身体新陈代谢的主要能量来源，主食的主要供能物质是碳水化合物。为了减肥，很多人认为少吃或完全不吃主食，就可以减少能量的摄入，达到减肥目的；或者有的青少年并未肥胖，但也采取少吃或不吃主食的做法来预防肥胖。其实，这种做法是非常不可取的，不仅不能预防或减轻肥胖，还有可能对身体造成危害。在实验研究中发现，当进食高脂肪含量的食物时，人们的食欲很难得到满足，往往会吃得更多，造成能量过剩；但进食高碳水化合物、低脂肪的食物时，食欲很快就得到满足，不再过多摄入。也就是说，主食的摄入能让人产生饱腹感，进而减少对其他高热量食物的摄入。因此，每天摄入适量的主食，不仅不会导致肥胖，还可以控制过多能量的摄入，不易产生能量过剩。

我国一直提倡要摄入充足的以谷类为主的主食，如果长期少食或不食主食，会容易导致低血糖，使人出现心慌、头晕、精神萎靡等症状，严重时还能危害人的身体健康。我们大脑工作的能量也主要来自于主食的摄入，如果主食摄入不足，大脑就得不到充足的能量，无法正常运转，最终影响青少年的学习和生活。另外，不吃主食会导致身体内的能量供应不足，人体就会动用蛋白质来提供能量，长此以往会消耗体内大量的蛋白质，导致营养不良。因此，在日常饮食中不仅要吃主食，还要餐餐有主食。主食的选择需要多样化，只吃精白米面也会导致营养摄入不全面。在主食中要加入全谷类食物，如小米、燕麦、高粱、全麦粉等，与精白米面搭配食用。

对于减肥，控制能量摄入、促进能量消耗是关键所在。青少年正是生长发育的关键时期，日常饮食在保证营养均衡前提下要减少高油、高糖、高脂肪食物的摄入，多吃绿叶蔬菜和水果，每天摄入足量的水。日常饮食切不可暴饮暴食，要做到细嚼慢咽、食不过量，减少在外就餐次数，少吃或不吃零食，少喝或不喝含糖饮料。同时，要加强体育锻炼，保证每天有至少 30 分钟的中等强度身体活动，如慢跑、游泳等。

第四章／科学运动保护脊柱健康

第一节　课间锻炼小窍门，
保护脊柱健康

没有时间锻炼是很多人的苦恼。经常会听到这样的抱怨：我哪里有时间锻炼啊。其实，只要我们想进行锻炼，可以在任意时间、任意地点进行锻炼。我们可以来简单计算一下，如果一周锻炼 4 次，每次锻炼一个小时，那么一年总共锻炼了 52 周，一年只需要 208 个小时。这 208 小时大概也是 8.7 天（每天 24 个小时），我们会发现这仅占一年 365 天的 2%。所以，大部分儿童青少年都是有充分的时间进行锻炼的。

根据青少年的大部分时间在学校上课的特点，设计以下几个锻炼的动作，同学们有时间可经常进行，从日常生活中的点点滴滴来保持我们的脊柱健康。

（1）颈部力量

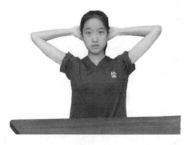
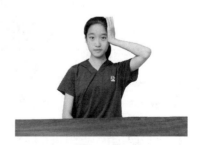

图 4-1-1　　　　　　　　　　　图 4-1-2

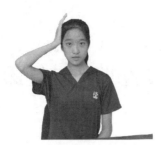

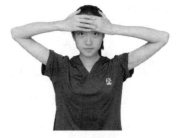

图 4-1-3   图 4-1-4

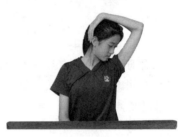

图 4-1-5

如图 4-1-1、4-1-2、4-1-3、4-1-4 四图所示，头部保持中立位，手掌抵住头部，向前后左右四个方向用力，颈部肌肉用力与手做对抗，保持头部位置不动。

（2）颈部牵伸

挺胸，右肩下沉，头转向左侧，下巴贴近颈部，左手向左下方用力，感受右侧颈肩部有牵拉感，保持 30 秒。如右图 4-1-5 所示。

挺胸，左肩下沉，头转向右侧，下巴贴近颈部，右手向右下方用力，感受左侧颈肩部有牵拉感，保持 30 秒。见下图 4-1-6。

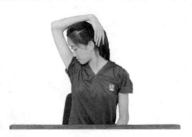

图 4-1-6

（3）躯干活动度

见后图 4-1-7、4-1-8。抬头，胸部下沉到最低，塌腰同时吸气，感受腹部有牵拉感；低头，尽量拱起上背同时呼气，收腹，感受背部有牵拉感。

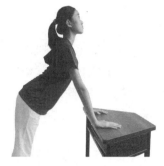
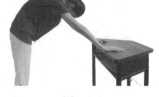

图 4-1-7   图 4-1-8

（4）躯干旋转

见下图 4-1-9、4-1-10。坐位，挺直腰背，肩背部用力带动上半身旋转，下半身保持不动。

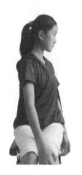
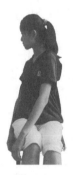

图 4-1-9   图 4-1-10

第二节　脊柱健康操

　　青少年长期不正确的身体姿势，以及不良生活习惯的养成，还有日益下降的体力活动水平都有可能会影响到脊柱正常形态的发育。如果脊柱在矢状面上的弯曲超过了正常范围，则称为脊柱矢状面异常弯曲。而在脊柱矢状面弯曲异常中，胸椎过度后凸是其中较为常见的异常现象。经常练习一套符合青少年脊柱健康的健身操是非常有必要的。通过定期的训练，可以预防儿童及青少年的脊柱出现问题，提高其脊柱健康水平。

对于脊柱的健康，相关肌肉的柔韧性、力量、本体感觉是不可缺少的组成部分。原则上，需要通过功能训练恢复肌肉的正常长度、肌肉柔韧性，从而辅助脊柱间小关节恢复到正常位置。同时还需要进一步恢复关节主动-被动活动度、提高肌肉力量以及本体感觉恢复等。对于存在胸椎矢状面弯曲异常或其他脊椎姿势性异常的青少年，本体感觉对于保持正确的脊柱形态至关重要，而主动训练是神经-感觉系统重建的重要方法。如果采用片面、局部的治疗方法，很可能难以从根本上起到作用，治疗效果难以维持。因此，在脊柱健康操的设计中应当考虑以上问题，最大程度地保证治疗效果。

在纠正姿势异常的训练中，本体感觉的恢复是很重要的。如果胸椎过度后凸的青少年在本体感觉缺失，难以保持自身良好的体姿是必然现象。本体感觉就是我们骨骼肌肉的一种天生的感觉系统，由于他的存在我们可以不使用视觉就可以知道肢体的位置，头部的位置等关键信息。但是，可能由于长期不良的生活习惯，会导致本体感觉产生一定的障碍，例如经常驼背的青少年意识不到自己处在驼背的状态。或者那些存在高低肩的同学，往往认为感觉很好，自己的姿态没有任何问题。其实，这些都是本体感觉退化、缺失甚至产生障碍的表现。

因此，在纠正性训练中本体感觉的恢复应当是主要目标之一。和静态的动作相比，动态的动作对提高本体感觉更加有效。因此，在脊柱健康操中设计的动作大部分是动态动作。同时，在第一个训练动作中，首先教授了受试者正确的站姿以及如何保持自身身体形态的方法。在整个训练过程中，始终强调脊柱的形态尽可能地保持正确。这可能是纠正脊柱形态的功能训练方案能否有效的重要因素之一。通过脊柱健康操的锻炼，可以在提高青少年相关肌群的肌肉力量的同时，从一定程度上起到了对本体感觉恢复的促进作用。在进行脊柱健康操锻炼的过程中，青少年应注重对本体感觉的锻炼，即每个动作都要做到"念动合一"。什么是念动合一呢？就是在进行锻炼的时候，时刻想着动作的要领和正确的身体姿态要点。这样能将脊柱健康操的效果最大化。

现有的广播体操大多仅考虑了对身体各个关节、肌肉的一般性的活动。没有针对青少年人群长期静坐少动的特点，增加对脊柱健康的锻炼内容。因此，建议有条件的学校可以利用课间操、体育课或者体育活动课的时间，每周组织学生进行1～2次的脊柱锻炼，从根本上预防脊柱相关疾病的发生，提高我国儿童青少年的脊柱健康水平。

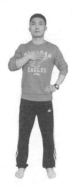

（1）呼吸纠正性训练

双脚分开与肩同宽，保证耳屏、肩峰、髂前上棘、外踝尖处于同一垂直投影线上。同时，一手放置于胸廓，一手放置于腰间，深呼吸 5 次。每次呼吸时要求双手能够感受到胸和腰的起伏。（见右图 4-2-1）

图 4-2-1

（2）颈部伸肌力量训练

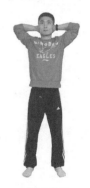

图 4-2-2

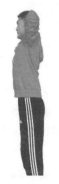

图 4-2-3

如上图 4-2-2、4-2-3 所示。双脚分开与肩同宽，保持正确站姿，双手交叉放于头后，肘关节尽力打开至与胸廓平行。头部在保证正确位置的前提下与双手发力对抗。

主要目的：锻炼颈部深层伸肌群。

（3）胸椎伸展活动度

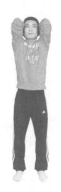

双手抱头，双肘朝向前方夹紧头部。在保持腰椎稳定的同时，慢慢将胸椎伸展至最大幅度，然后再恢复原位。（见右图4-2-4）

主要目的：锻炼胸椎的伸展活动度。

（4）弹力带肩胛骨上回旋

图 4-2-4

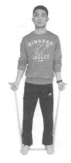

图 4-2-5

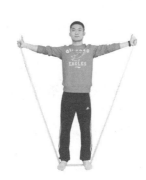

图 4-2-6

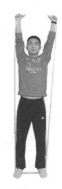

图 4-2-7

如上图4-2-5、4-2-6、4-2-7所示。保持正确站立位体姿，双脚固定弹力带，肩关节外旋，双臂侧平举至头上，双手触碰后，缓慢有控制地将双手放下，连续做15次。

主要目的：锻炼背侧肌肉链，三角肌后束、背阔肌、斜方肌上束。

（5）猫式牵伸

如后图4-2-8、4-2-9所示。四点跪位与瑜伽垫上（双手和双膝支撑与地面），反复做塌腰弓背的动作。从颈椎到腰椎，感受脊椎逐节产生运动，反复进行5次。

主要目的：恢复脊柱各个阶段活动度。

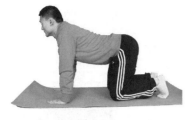
图 4-2-8

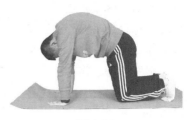
图 4-2-9

（6）胸肌旋转活动度

如下图 4-2-10、4-2-11 所示，四点跪位，单手抱头，肘关节尽最大可能与地面保持平行。保持臀部和腰椎固定的前提下，向侧方旋转胸椎部分直至最大幅度，每侧进行 8 次。

主要目的：恢复胸椎旋转活动度。

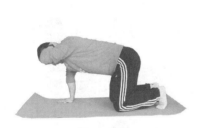
图 4-2-10

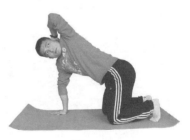
图 4-2-11

（7）瑞士球胸肌牵伸

四点跪位于垫上，单手撑于瑞士球上，前臂和上臂保持90°。持续向下用力，对胸部肌肉进行牵伸。每侧进行 2组，每组进行 30 秒。（见右图 4-2-12）

主要目的：放松紧张的胸大肌、胸小肌。

（8）骨盆活动度训练

坐位于瑞士球上，双手

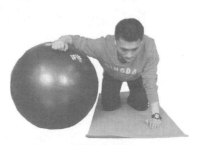
图 4-2-12

放于髂前上棘处，进行骨盆前倾和后倾训练，总计进行 15 次骨盆活动前、后倾动作。（见右图 4-2-13）

主要目的：恢复骨盆正常活动度，进而恢复骨盆功能和提高腰椎活动能力。

（9）瑞士球腹桥

双肘撑于瑞士球上，膝支撑或手支撑（视学生的能力而定），进行核心稳定肌群的力量训练。

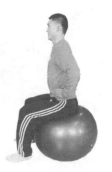

图 4-2-13

主要目的：激活核心深层肌肉。

（10）俯卧挺身

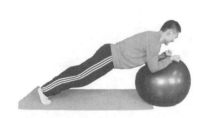

图 4-2-14

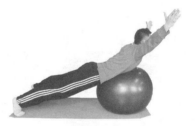

图 4-2-15

如上图 4-2-14、4-2-15 所示。胸部俯卧于瑞士球，双脚分开与肩同宽并尽可能保持稳定，双手成 V 字形伸展，与躯干同时尽力向上伸展。30 秒 1 组，完成 2 组。

主要目的：锻炼背侧肌肉链、斜方肌、竖脊肌以及多裂肌。

（11）背桥

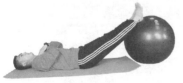

图 4-2-16

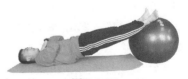

图 4-2-17

如前图 4-2-16、4-2-17 所示。仰卧于地面双脚支撑于瑞士球上，双脚脚尖指向天花板，双手抱于胸前（根据受试者能力也可打开支撑于地面）。臀部和下背部发力，保持身体呈斜线。每次 30 秒，完成 2 次。

主要目的：锻炼下背部肌群、深层稳定肌、臀肌。

第三节　科学运动防止脊柱运动损伤

1. 科学热身

热身也就是我们常说的准备活动。无论对于运动员还是对于青少年来说，热身都是我们参与运动前重要的一部分。有的学生可能并不重视热身，对究竟为什么要热身一知半解。

那究竟为什么要热身呢？举一个简单的例子。我们常看到很多司机在开车前需要让发动机预热，尤其是气温较低时，更需要把热车的时间适当延长。热身就类似于这个过程，热身的目的就是给我们身体一个信号：准备好了吗？我要开始运动了！我们的身体像一部精密运转的机器，心脏就好像一个水泵，使血液可以不停地在身体的各个部分流动。而血液是一切营养物质交换的载体。同时，骨骼肌肉系统、消化系统、呼吸系统、循环系统互相配合才能使我们完成运动。因此，热身就好比一个开关，是开启我们身体进入到运动模式的关键一环。积极有效的热身，可以调动我们身体的机能，使得人体各个系统间统筹协调，准备进入工作状态。

热身的过程其实就是给我们身体一段适应的时间，使人体各个系统快速度过磨合期，为我们接下来的运动保驾护航。那么我们在热身中应当怎么做呢？大多数的青少年热身还停留在传统的固定套路中。其实传统的简单有氧锻炼，转转脖子，扭扭腰的动作并不能起到防止运动损伤的目的。这是因为这些传统的热身运动过程，并没有充分地"唤醒"沉睡中的肌肉，这些肌肉还处在休眠状态而拒绝接受大脑的指令。那么，我们应该如何去做呢？

接下来就介绍几个简单的动作，大家可以在热身时进行。

（1）抱膝行走

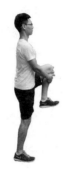 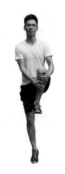

图 4-3-1（1）　　　　　　　　　图 4-3-1（2）

如上图 4-3-1（1）、4-3-1（2）所示。双手抱膝，尽力向胸部靠拢，在最大幅度时，支撑腿踮脚尖，两侧交替，每侧重复 5～8 次。

（2）弓步转体

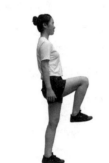 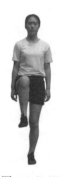

图 4-3-2（1）　　　　　　　　　图 4-3-2（2）

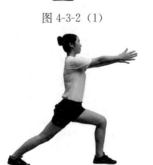 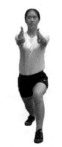

图 4-3-2（3）　　　　　　　　　图 4-3-2（4）

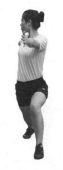

图 4-3-2（5）

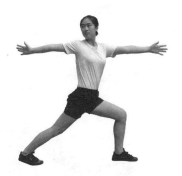

图 4-3-2（6）

　　如图 4-3-2（1）至 4-3-2（6）六图所示。弓步下蹲，保持下肢稳定前提下，向左右充分转体，两侧交替，每侧重复 5～8 次。

　　（3）手足行走

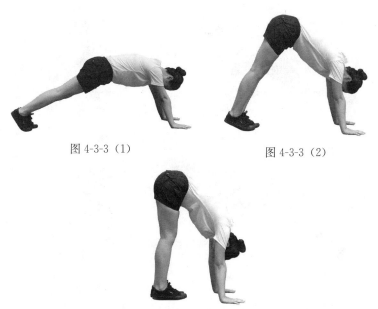

图 4-3-3（1）

图 4-3-3（2）

图 4-3-3（3）

如图 4-3-3（1）至 4-3-3（3）所示。双脚分开与肩同宽，双手伸直支撑身体，双手保持原地不动，双脚向前方爬行逐渐向手靠拢，爬行过程中两腿均要用力伸直，感受大腿后侧有牵拉感。

（4）综合牵伸

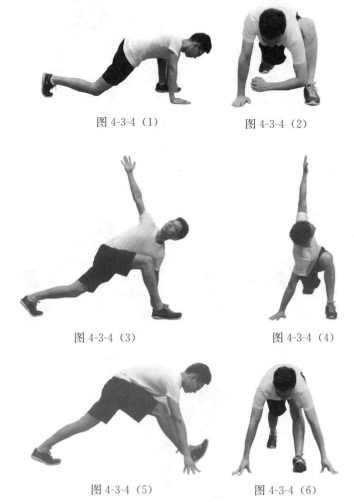

图 4-3-4（1）　　　　　　　图 4-3-4（2）

图 4-3-4（3）　　　　　　　图 4-3-4（4）

图 4-3-4（5）　　　　　　　图 4-3-4（6）

如图 4-3-4（1）至 4-3-4（6）所示。弓步上前，肘关节触地后转体用力向上伸展，接着双手撑地，将前侧腿蹬直，两侧交替，每侧重复 5～8 次。

（5）侧弓步牵伸

上半身保持直立，向侧方迈步，呈侧弓步，双脚脚掌均不能离开地面，两侧交替，每侧重复 5～8 次。（见右图 4-3-5）

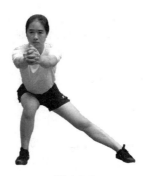

（6）小腿肌肉牵伸

向前迈小步，前侧腿膝关节伸直，脚后跟着地，后侧腿微屈，向下弯腰，伸手够脚尖，感受小腿后

图 4-3-5

侧有牵拉感，两侧交替，每侧重复 5～8 次。如下图 4-3-6 所示。

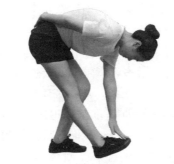

图 4-3-6

（7）燕式平衡

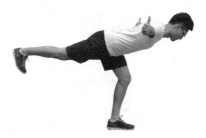

图 4-3-7

如上图 4-3-7 所示。单腿站立，另一条腿后举，上半身前倾，两臂侧平举，尽量保持整个躯干呈一条平行于地面的直线，

两侧交替，每侧重复5～8次。

2. 力量训练的重要性

很多运动损伤的发生，或多或少都与肌肉力量不足有关系。俗话说"打铁还需自身硬"，力量训练对于损伤预防来讲正是起到这样一个作用。有些家长误以为青少年没有必要进行力量训练，实际上，对于生长发育中的青少年来说，力量训练非常重要。它可以促进骨骼的生长和发育，增强肌肉力量，让孩子更高更强壮，身材更匀称，同时增强关节的灵活和稳固性，提高孩子的平衡能力。

通过力量训练，可以解决肌肉力量不足与发展不均衡的问题，从而让孩子保持正确体姿，预防纠正诸如脊柱侧弯、高低肩等一系列脊柱相关疾病。但须特别注意儿童青少年力量训练强度不要过大，儿童阶段最好不要进行专门的器械力量练习，每次专门练习时间不要超过 10 分钟，每周不要超过两次。

一提到力量训练，很多读者可能就会想到健美先生、健美小姐健壮的身材和明显的肌线条，从而产生抵触甚至恐惧的情绪。但是，并不是所有的力量训练都是在追求夸张肌肉的体积与外观。力量对人体的重要性往往被我们忽视。作为我们身体素质的重要组成部分，力量素质的强弱是身体健康的重要保证。事实上，人们似乎对力量训练并不是非常感兴趣。其实，力量训练不仅可以帮助我们提高在健身中的运动能力，也是一种预防运动损伤的最为主要的方法。请注意，是最为主要的方法，没有与其相提并论的其他方法。

力量是我们健身运动乃至日常生活当中所必备的，可谓老少咸宜。很多运动损伤的发生，都或多或少与肌肉力量的不足有着直接或间接的关系。例如，足够的力量可以帮助我们抵御起跳落地对膝关节产生的撞击力；可以帮助我们保持关节的稳定性，等等。例如，当我们学习跨栏动作时，每次起跳腿落地时都需要膝关节保持相对稳定，这样才能避免膝关节中较容易受到损伤的膝关节韧带遭到破坏。而保持膝关节稳定的工作由谁来做呢？答案当然是膝关节周围的肌肉。这些肌肉在起跳腿落地的瞬间激活用力，从而向绷带一样固定住了膝关节。所有的运动都是这样，只有当相关的肌肉充分地行使了功能，才能最大限度地保护身体不受伤病的侵袭。

肌肉长期处于紧绷状态、肌肉力量不足、肌肉力量的不均衡发展可以说是造成运动损伤的三大杀手。通过力量训练我们可以解决肌肉力量不足与发展不均衡的问题。再好的场地条件、再好护具措施也只不过是外部条件而已。肌肉力量才是真正帮助我们进行损伤防护的"定海神针"。

3. 如何做运动后的整理放松

我们人体就好像是一部精密复杂的仪器，既然有热身运动，就要有整理运动。

就如开车一样，每次急刹车对于汽车本身都是一种损害。我们人体也是如此，运动结束后如果不进行恢复与整理，就好比进行了一次急刹车。每次运动在给我们带来身心愉悦和健康效益的同时，还会使身体在生理上发生一定程度的变化。例如，肌肉的收缩-放松会造成肌纤维的变化，营养物质的代谢也会产生代谢废物。

好的整理活动可以使我们由于运动产生的有害物质迅速地排出体外、可以改善紧张肌肉的血液流动、改善内脏的生理功能、缓解运动后产生的肌肉酸痛，防止运动损伤的发生！可以说，重视运动后的恢复与整理，就是在为我们下一次"肆意"的运动准备！防止运动损伤的发生，让运动给我们带来更多的快乐与满足。

那么问题又来了，怎样做才是有效的恢复与整理呢？

如果经常观看网球比赛的同学们可能会注意到，很多顶尖的网球选手比完赛后要做的第一件事可并不是"洗澡冲凉"，而是骑自行车！

没错，在大强度的比赛过后竟然还要运动而不是休息。这是因为低强度的有氧有助于快速地恢复体力，清除人体因运动而产生的废物。

因此，有效地恢复与整理首先要做的就是低强度的有氧运动。例如当我们跑完 1 500 米，千万不要马上就停下来，而是要慢走 5 分钟，同时，保持深呼吸，让自己的心率慢慢地降到安静时的水平。在跑动时，强度越大这个过程应该也相应地延长。

这之后，就要开始进行肌肉的牵伸，加速我们的肌肉组织恢复。运动后的牵伸则要采用静态牵伸！

大家可能会问："牵伸真的很重要么？我也需要做牵伸吗？"或者我们也能听到这样的抱怨："运动完已经很累了，哪还有力气牵伸呢？"

这个问题看似很难回答，但可以换一个问题来问，我们需要每天刷牙吗？大多数人的回答应该是肯定的。之所以做这个类比是因为刷牙和运动后牵伸其实是一样的，都是在为预防身体发生疼痛与疾病而努力。

可悲的是，直到疼痛来袭，我们才知道疏于照顾自己的身体会造成什么样的后果。经常性忽视口腔卫生会带来口腔疾病的困扰，同样的，忽视牵伸也会造成骨骼肌肉系统的消极怠工！

从日益发达的运动人体科学的角度来看，牵伸运动是运动后身体维护中必不可少的一项内容。大家都知道，运动后往往会出现肌肉酸痛的现象。很多青少年都认为，酸痛的产生是由于乳酸的堆积。但是事实并不是这样！肌肉内部结构的微细损伤才是运动后肌肉酸痛的罪魁祸首！

有效的整理与恢复正是改变这种微细损伤，减轻运动后肌肉酸痛的有效措施。运动后牵伸可以起到松解肌肉的作用，进一步促进局部血液循环，从而带走导致疼痛的化学物质。更加重要的是，长期运动后不进行整理与恢复，会导致相关肌肉以及姿势性缩短的肌肉处于紧张挛缩状态，导致慢性运动损伤、姿势不良以及急性损伤的发生，这可就得不偿失了。那么，完整的跑后整理与恢复方案是什么样的呢？对于儿童青少年来说，全套可能难以完成。但只要是注意了其中的一个或几个部分，就会大有益处！做还是不做？结果会很不一样！

（1）大腿后侧肌肉牵伸

以牵伸左腿后侧肌肉为例：坐位，左腿伸直，脚尖勾起，右腿屈膝，保持背部挺直不要弓起，目视前方，双手尽量前伸握住左脚，腹部尽量靠近大腿，感受左腿后侧有牵拉感，在最大幅度处保持30秒。（见上图4-3-8）

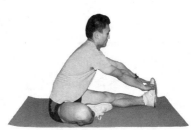

图 4-3-8

（2）大腿前侧肌肉牵伸

以牵伸右腿前侧为例：侧躺，左腿在下，伸直，与躯干保持一条直线，右腿屈膝向后伸展，右手从身体后方握住右脚脚踝，使右脚尽

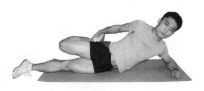

图 4-3-9

量贴近右腿后侧，感受右腿前侧有牵拉感，在最大幅度处保持30秒。（见上图4-3-9）

（3）腹肌牵伸

下肢贴紧地面，双手撑起身体，挺胸，下巴上扬，感受腹部有牵拉感，在最大幅度处保持30秒。（见右图4-3-10）

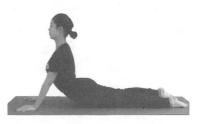

图 4-3-10

（4）背肌牵伸

臀部紧贴脚后跟，腹部紧贴大腿，手臂放松尽量向前伸展，肩部下压，背部放松，使背部有牵拉感，在最大幅度处保持30秒。（见后图4-3-11）

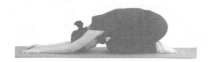

图 4-3-11

（5）内收肌牵伸

如下图 4-3-12 所示。坐位，脚掌并拢，脚后跟尽可能靠近髋部，向前俯身，双手用力将大腿下压，感受大腿内侧有牵拉感，在最大幅度处保持 30 秒。

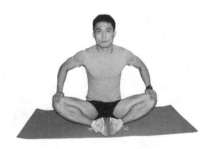

图 4-3-12

（6）臀部肌肉牵伸

如下图 4-3-13 所示。以牵伸右侧臀部肌肉为例：坐位，左腿伸直放松，右腿屈膝跨过左腿，左肘关节向左用力推右膝，感受右臀外侧有牵拉感，在最大幅度处保持 30 秒。

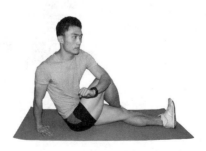

图 4-3-13

（7）前臂肌群牵伸

如下图 4-3-14 所示。以牵伸右前臂肌肉为例：右手伸直，指尖朝下，左手握住右手四指，朝躯干方向用力，在最大幅度处保持 30 秒。

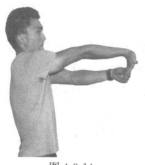

图 4-3-14

第五章／脊柱健康常见问题及误区

1. 脊柱需要特别关注吗

脊柱，是由 7 块颈椎、12 块胸椎以及 5 块腰椎借韧带、关节以及椎间盘连接而成的，它具有支持躯干、保护内脏和脊髓以及进行运动等重要功能。

脊柱共有四个生理弯曲，分别是颈曲、胸曲、腰曲和骶曲，其中颈曲和腰曲向前，胸曲和骶曲向后，从侧面看脊柱呈 S 形，从后面看，椎骨棘突由上向下基本呈一条直线，以此来维持人体的直立以及正常的身体姿态。长期不正确的姿势或某些疾病等则可能会导致生理弯曲减少、变大、消失甚至呈反向，也可能会导致脊柱侧弯等脊柱疾病，进而引起一系列的健康问题。

脊柱的重要性，大家应该作为一个常识性的知识去熟悉、去了解，尤其应让孩子养成良好的保护脊柱的习惯。脊柱就相当于电线，大脑相当于闸门，电线里面的各条铜丝就相当于脊髓和神经，一旦受损，即便闸门是打开的，电流也是不会顺利传导的。现如今，我们随处可见颈椎病、腰椎病的患病人群，而且也越来越年轻化。这是为什么呢？因为他们不重视，总觉得年轻就是本钱。脊柱里面穿行的神经控制着我们的一举一动，作为青少年，在关注精神健康和身体健康的同时，一定要多关注脊柱健康，多了解有关脊柱的知识，这对大家的健康会大有裨益。

2. 驼背不是病，自然就能好

驼背！一个熟悉得不能再熟悉的词！驼背是一种很常见的脊柱形态异常，是由胸椎后凸所引起的形态改变。主要是由于背部肌肉力量薄弱、松弛无力所导致的。所以，它是没办法自然就能恢复正常的，自然状态下，松弛的肌肉没有力量，更无法将脊柱拉回正常的生理位置，只会越来越严重。青少年的骨骼有机物成分比较多，故韧性比较好，可塑性高。若不注意坐立行走的姿势，就会容易发生变形。严重的驼背畸形会形成极其丑陋的身体姿态，会使患者无法直视前方，这样便会给患者带来心理上的痛苦，还会造成终身残疾。其次，驼背畸形通常合并有胸廓畸形、内脏受压等，进而影响呼吸、循环及消化功能。另外，驼背者身体重心改变，很容易发生跌倒等危险事故，进而造成各种损伤。

3. 如何预防和纠正驼背呢

首先，必须注意平时的姿势，时刻提醒自己抬头挺胸，保持脊柱正直。上课、看书和写字时，千万不要过分低头，更不要趴在桌子上！

其次，一定要注重体育锻炼，课间操或体育课一定要认真对待，注意促进肌肉力量的发展。加强背部肌肉的锻炼，常见的锻炼方法有：背起、俯卧两头起、前臂抗阻外旋等。背起可以在器械上进行，也可以在平地上俯卧位进行，一开始可以找别人帮自己固定双脚或自己想办法固定，练习达到一定程度后，就可以进行俯卧两头起的锻炼方法。前臂抗阻外旋主要是加强脊柱与肩胛之间的肌肉力量。青少年平时应避免睡过软的床铺，睡硬板床可以保持脊柱的平直。

4. 青少年不会发生腰背疼痛

现如今，腰背疼痛的发病越来越趋于年轻化，如果你还认为青少年不会发生腰背疼痛，那你的观点可就真的过时了！科技、经济水平的提高以及生活环境的改变让现在的电子产品丰富多样，手拿电子产品的孩子们也随处可见。公交车上、地铁上、网吧里甚至教室中，低头族一大群。我们要如何才能让青少年始终保持一个正确的身体姿态？

有人或许会问，我们在谈青少年会不会腰背疼痛，为什么要说身体姿态？因为抛开外伤性所引起的腰背疼痛，最有可能导致青少年腰背疼痛的就是脊柱上的问题。之前讲过，脊柱是自上而下关联十分密切的身体结构，它的周围连接着许许多多的大小肌肉群，长期不正确的身体姿态会导致这些肌肉力量的不均衡，进而使脊柱产生变形。如果左右两端肌肉力量不均衡，就有可能发生脊柱侧弯的现象。如果前后肌肉力量不均衡，就有可能发生驼背的现象。长期习惯性的姿态，会使我们的脊柱很容易在不知不觉中就出现问题，长期的错误状态使肌肉产生了错误性的肌肉记忆，而当我们有针对性地去进行矫正时，肌肉反而会认为正确的姿势是错的！所以，防患于未然，与其等出现问题再艰难地去纠正，还不如一开始就避免问题的发生！

青少年正处于身体发育的重要时刻，一定要在思想上有正确的认识，了解脊柱、熟悉脊柱、关注脊柱，从而保护脊柱！

5. 只要多运动就可以保持脊柱健康吗

脊柱是人体背部中间从上至下骨骼的统称，人体一共有 24 块椎骨，脊柱上托颅骨，下联骨盆，中附肋骨，并且作为胸廓、腹腔和盆腔的后壁。脊柱具有支撑躯干、保护内脏、保护脊髓和进行运动的功能。

人体四肢的各种活动，都需要通过脊柱调节、维持身体的平衡和协调。脊柱的四个生理弯曲，让脊柱如同一个弹簧，能增加缓冲的能力，加强姿势的稳定性，椎间盘也可以吸收震荡，在剧烈运动或冲撞时，可有效防止大脑受到损伤，脊柱与肋骨、胸骨和髋骨分别组成胸廓和骨盆，对保护胸腔和盆腔脏器起到极其重要的作用。

脊柱的功能如此强大，保持脊柱健康的重要性自然不言而喻。随着人们生活方式的改变，颈痛、腰痛已成为最困扰现代人的骨骼肌肉系统疾患之一，同时也是脊柱疾患中最常见的问题。颈痛、腰痛的发病率在全球范围内逐年上升，不仅给患者本人带来痛苦、严重影响生活质量，而且颈痛、腰痛所致的活动受限、就医和工作缺席给家庭、社会带来了沉重的负担。

目前，对于颈痛和腰痛的预防和治疗方法有很多，西医治疗包括：牵引、封闭疗法、西药治疗、手术治疗。中医治疗包括：针刺、艾灸、电针、穴位注射、耳针、推拿、拔罐、刮痧等。这些都是传统的被动疗法，没有哪种更有优势，也没有哪种可以完全解决问题。

那么，对于维持脊柱健康和颈痛腰痛的改善还有什么好方法吗？有！那就是——运动。越来越多研究和调查结果证明运动对颈痛和腰痛有明显的改善。而如果没有坚持规律地运动，脊柱周围的肌肉会变得乏力和虚弱，从而导致背痛或者颈痛。运动对于早期脊柱疾患的恢复和日常脊柱健康的维持都有着极其重要的意义。

不过，不恰当的、剧烈的、接触碰撞的运动可能会起到适得其反的作用，轻则毫无效果，重则加重疼痛、症状。

接下来就给大家介绍几个日常生活中有益脊柱的动作：

（1）猫式：改善脊柱的活动度。初始位，练习者双手双膝支撑于地面，手、膝与地面垂直，收下颌，头部与背部呈一平面，缓慢低头屈曲颈椎——向上拱起胸椎腰椎——收臀部，再缓慢由骨盆开始伸展整个脊柱直到回复初始位，重复数次。

（2）吸腹训练：促进腹部深层稳定肌收缩，改善脊柱稳定性。练习者屈膝仰卧位，髋关节屈曲至 $45°$，膝关节屈至 $90°$，采用腹式呼吸，呼气末端将肚脐向脊柱方向压，在这个过程中，练习者在保持轻微呼吸的同时保持收缩 10 秒，缓慢收缩，并且在这个过程中不要移动够骨盆和胸部。

6. 青少年肥胖没有关系，胖了再减肥就行了

据统计，北京市青少年的肥胖率 20 年内增至七倍以上，18 岁以下的青少年，肥胖人数占到了 1/5。我国青少年存在缺乏锻炼、不健康饮食、不规律生活习惯等诸多问题，这些看似享受的生活习惯，其实都在损害青少年的健康成长。

肥胖的判断标准

简便的衡量指标是用体重指数（BMI）。BMI＝体重（千克）÷身高（米²），如体重 60 千克，身高 1.65 米，则 BMI＝60÷（1.65×1.65）＝22.04。中国青少年超重、肥胖筛查体重指数（BMI）分类标准如下表：

年龄（岁）	男性		女性	
	超重	肥胖	超重	肥胖
7	17.4	19.2	17.2	18.9
8	18.1	20.3	18.1	19.9
9	18.9	21.4	19.0	21.0
10	19.6	22.5	20.0	22.1
11	20.3	23.6	21.1	23.3
12	21.0	24.7	21.9	24.5
13	21.9	25.7	22.6	25.6
14	22.6	26.4	23.0	26.3
15	23.1	26.9	23.4	26.9
16	23.5	27.4	23.7	27.4
17	23.8	27.8	23.8	27.7
18	24.0	28.0	24.0	28.0

肥胖的成因

青少年正处于生长发育阶段，对食物中摄取营养的要求较高，不当饮食和运动习惯是导致肥胖的主要原因之一。青少年肥胖可分为以下三种类型：单纯性肥胖、继发性肥胖以及药物引起的肥胖。

其中单纯性肥胖最为常见，约占肥胖总人数95%，它是指由于青少年摄入热量超过正常需求量，慢慢造成体内脂肪的过度积累，单纯性肥胖并不是继发性与病理性肥胖，故与遗传性疾病、代谢性疾病或其他疾病没有关系。不合理的饮食习惯及不科学的生活方式是导致单纯性肥胖的主要原因。具体而言，譬如饮食无规律性，喜欢肉食、甜食，忽视营养搭配，进食速度快，能量摄入大于消耗导致体重增加。另外是缺乏体育运动：当今社会追求享受，车接车送现象在青少年中普遍存在。好吃懒做，不爱运动，成为青少年间流行的恶习。运动不足，学习负担过重等使运动量减少，降低热量消耗导致肥胖。

肥胖的危害

肥胖对青少年的健康危害远远超出大家的想象，下面我们就来看看青少年肥胖的危害：

影响身体发育：肥胖青少年的体内蓄积的过量脂肪会侵蚀脑垂体，使脑垂体后叶脂肪化，阻碍或减缓促性腺激素和生长激素生成，对青少年儿童的生长发育、生殖发育和性发育成熟产生不良影响。

引发各种疾病：肥胖使孩子高发血液循环系统疾病、糖尿病等内分泌系统疾病，危害心智健康、影响智力发育和思维及动手能力。青少年肥胖易患高血压、脂质异常症及糖代谢异常等慢性病，在成年后比非肥胖者更易患心脑血管病。对中小学生进行抽查后发现肥胖者的血压明显高于正常体重的青少年。更有医学学术表明，早期冠状动脉粥样硬化便始于青少年。因此，青少年肥胖可能影响成年后的病死率和死亡率。

生殖系统功能障碍：肥胖男孩易出现前列腺发育萎缩、睾丸萎缩，形成小睾丸、小阴茎，使孩子生殖器发育停留在儿童期，到了成人期势必出现性功能障碍，严重者无法生育；肥胖女孩往往月经初潮提前发生、成年后易出现排卵障碍症、卵子发育不良，雌激素和孕激素大幅度降低乃至消失，从而导致不育。

关节、脊柱负重过大，运动能力下降：关节部位负重过多，肌肉力量与体重的不平衡造成关节压力过大，容易磨损负重区软骨面而导致关节疼痛，成年后关节炎患病率增大，还容易发育成扁平足、膝内翻或外翻以及髋关节内翻等畸形。对于肥胖的青少年来说，长期的肥胖会使本身就处在身体发育期的脊柱承受很多的负荷。长此以往，往往会造成脊柱形态和功能的异常。研究已经证实了，那些肥胖的儿童青少年脊柱形态和身体姿态和体重正常的青少年存在一定的差异。并且更加需要注意的是，这些及时经过锻炼，体重恢复到了正常体重的儿童，他们曾经的肥胖经历造成的脊柱形态的改变也很难恢复到正常状态。因此，千万不要忽视青少年肥胖对身体的影响，科学的管理体重对于青少年的健康非常重要。

同时，肥胖严重影响青少年的心肺能力和平衡协调能力，心肺机能、平衡协调能力都较正常青少年差，从而导致运动表现能力下降。

对肥胖青少年的一些运动建议

除了控制进食，青少年更需要合理的体育锻炼。单次运动时间不少于 50 分钟，每周进行 3~5 次。为了调节体内平衡，促进新陈代谢，需要选择能量消耗较大的有氧运动，譬如长跑或游泳，但是要制定规律有效的运动计划，在体育中保持身体营养平衡，提高身体免疫力。青少年应做全身运动来促进体脂动用、增加肌组织血流量和增强心肺功能，同时也需要做增强肌力的运动，防止瘦体重丢失，提高末梢组织对胰岛素敏感性的作用。建议进行有大肌肉群参与的有氧运动并长期坚持，减少静坐少动的生活方式，运动量和持续时间应循序渐进，并辅助加以力量训练。

7. 平时没时间运动，等周末了再锻炼身体

现在人们的生活节奏越来越快，忙碌的学习和工作，拥挤的交通，这些似乎已经消耗了人们大量能量，回到家里身体和心理都倍感疲劳，这驱使人们窝在沙发里、软床上不肯动弹。每当身边人问起："咱们锻炼去吗？"回答总是"哦不了，累了，歇会儿，等周末再说吧"。于是人们锻炼的时间越来越少，却显得越发的疲惫。

其实，每个人都应在每天或每周的大多数日子里，进行累计 30 分或更长时间的中等强度运动。所以，仅仅在周末时锻炼，这并不能够达到足够的健康收益。研究表明，规律的、适宜强度的运动，能够降低心血管疾病、脑卒中、高血压、2 型糖尿病、肥胖、结肠癌、乳腺癌、焦虑等一系列慢性疾病发病的风险，改善身体健康状况。

所以，我们应该养成规律的日常运动习惯，每日的运动并不会让人变得更加疲惫，反而会让身体更加充满活力，人也更加积极向上。

运动建议：

（1）每天 30 分钟，每周 5 天中等强度有氧运动，或每天 20 分钟，每周 3 天较剧烈活动。

（2）建议结合中等强度和大强度的运动。

（3）30 分钟的中等强度有氧活动可以分次进行，但每次至少持续 10 分钟或更长时间。

（4）每周至少 2 天进行维持或增加肌肉力量和耐力的运动。

当然，对于不少已经坚持运动的人来说，可以增加运动的多样性或者强度，根据个人需求和身体状况制定适合自己的运动方案。

告别家里蹲，别再为自己的懒惰找到借口，坚持规律运动，奖励自己一个更加健康有活力的身体，告别肥胖，告别虚弱，去运动，去交更多的同行好友，让自己的身心都得到滋养，这就是我们所提倡的。

8. 久坐不会产生任何问题

青少年经常面对着书桌前繁重的功课、电脑桌前刺激的游戏，忘我地在那儿一坐就是几个小时，殊不知，这种久坐行为会带来很多问题。

久坐时，身体持续保持同一个姿势，脊柱周围的肌肉长时间处于一种紧张僵持状态，很容易造成肌肉僵硬、酸胀疼痛。特别是坐姿不当时，脊柱处在异常生理状态，易引发颈椎病、驼背、腰背筋膜炎、腰椎间盘突出。久坐还使腰椎和骨盆长时间负重，影响腹部和下肢血液循环，容易引起下肢麻木、下肢静脉曲张、便秘，产生痔疮。同时，久坐会导致大脑供血不足，容易造成青少年精神萎靡，哈欠连天，注意力无法集中，学习效率自然会降低不少。

久坐让身体缺乏活动，而全球范围内 6% 的死亡都是由身体缺乏活动引起，身体缺乏活动已经被公认为全球第 4 大死因。许多小胖墩，就是在不知不觉中"坐"出来了。久坐可能诱发人早期死亡、缺血性心脏病、高血压、糖尿病、乳腺癌、结肠癌，青少年久坐同样会为日后患上述疾病埋下隐患。

所以，一定要认识到久坐危害多，记得每隔 1 小时就起身转转脖子，伸个懒腰，走动走动！

9. 经常玩手机只会影响视力

经常玩手机会导致近视眼，造成眼部疲劳，这是大家的日常认知。但这仅仅是其中一方面的危害，经常玩手机还会导致其他一系列的损害。

（1）肩颈部的疼痛

玩手机时人们较长时间维持着同一姿势，肌肉长时间保持紧张收缩的状态，容易造成肌肉的疲劳，致使肩颈部的不适，长此以往，会造成肌肉僵硬。

更为严重的是，长期低头玩手机或者其他不良姿势，容易导致颈椎的生理弯曲变小，以及颈椎的旋转或者侧弯，从而产生疼痛。长期的不良习惯，会造成颈椎劳损、骨质增生或椎间盘脱出。韧带增厚，致使颈椎脊髓、神经根或椎动脉受压等一系列功能障碍，继而产生颈椎间盘蜕变本身及其继发性的一系列病理改变，如椎节失稳，松动，髓核突出或脱出，骨刺形成，韧带肥厚和继发的椎管狭窄等，刺激或压迫邻近的神经根、脊髓，椎动脉及颈部交感神经等组织，并引起各种各样的症状和体征。

（2）影响身体姿态

经常玩手机，会不自觉会把上身向前倾，下巴凸出，上臂向外抬而没有贴住上半身，前臂在没有承托的情况下，对上肢（特别是肩膀）造成很大负荷。容易引发上交叉综合征，又称寒背，这属于一种涉及脊椎正常生理弯曲的偏离，主要表现是圆肩、驼背、头部前倾，常见于久坐或常进行超负荷训练的人士。一般表现为：颈椎酸痛，肩部麻木，腰背不适。如果缺乏针对性的训练，就会导致体态变形，手部麻木，严重影响生活质量和自信心。

上交叉综合征造成的不良影响：

①颈椎酸痛，可压迫神经导致肩部麻木，手部麻木。

②颈曲减小，也可导致大脑供血不足，缺氧。

③呼吸不畅，影响肺功能。

④圆肩姿势会使横膈膜紧张短缩，造成对大动脉和腔静脉的压迫，影响心功能。

⑤姿势不良，影响形体，导致不自信等心理因素。

综上所述，经常玩手机造成的不仅仅是视力的损害，还会对人体的骨骼肌肉甚至心理造成不良影响。在日常生活中，应该注重健康的生活方式，避免不必要的损伤带来困扰。

10. 减肥多运动就可以了，不必控制饮食

食欲是生理本能，意志力差的"胖友们"很难抵御，于是市面上就出现了各种"不必控制饮食的减肥妙计"，其中你一定看到过"减肥多运动就可以了，不必控制饮食"这句谣言。

说它是句谣言，那么，这个说法错在哪里了呢？首先，大家要知道，引发超重和肥胖的根本原因是热量的摄入大于消耗，要想减肥，就必须做到多消耗，少摄入。运动可以提高身体代谢率，消耗热量，对减肥确实很有帮助，但热量是通过饮食摄入的，如果不控制饮食，甚至比不运动的时候吃得更多，那么热量的摄入还是大于消耗，又怎么能减肥呢。

控制饮食并不是一味地节食，而是要注意比平时摄入少一些热量，更不要因为运动了就暴饮暴食。一定要做到均衡饮食营养并且有计划地控制饮食，再结合规律的运动，这样才能持续有效地瘦身。

11. 出现运动损伤后，静养就可以

（1）运动损伤光靠静养的误区

在运动过程中出现较轻的损伤如扭伤、擦伤、挫伤等，人们常常认为这都是小伤，涂抹一点治疗跌打损伤的药物，然后任它静养休息就可以恢复到损伤前的状态，其实这种认识是存在一定的误区的。

在运动损伤后，以扭伤为例，会出现红、肿、热、痛等正常炎症反应，如果不对伤处进行任何处理，仅仅只用药物，然后任其静养，一段时间后，疼痛感也会消失，受伤的部分仍能像以前一样进行运动，但这样的处理方式会造成一些健康隐患，如受伤部位持续肿胀无法消除，受伤部位血液循环不畅等。

（2）运动损伤后的正确处理方法

在受到较轻的运动损伤后，我们要对损伤部位进行一些科学的处理，严重的运动损伤更需要科学的康复方法。这种科学的处理不仅能够使受伤的部位恢复进程加快，也能杜绝不当处理甚至不处理造成的人体健康隐患。下面介绍一般运动损伤的处理方法（以扭伤为例）。

①运动损伤后 24～48 小时的处理方法

运动损伤后的 24～48 小时是损伤的急性期，该时期人体的扭伤部位开始不断地渗出炎性物质，受伤部位会有红肿热痛等反应，此时应该对受伤部位进行冰敷处理，原因是冰敷能够降低受伤部位的血液循环，从而降低炎性物质的渗出，减少进一步的损伤。

具体操作为：用冰袋置于损伤部位（根据个人的感受可以在受伤部位垫上毛巾）一次 10～15 分钟，每隔 15～20 分钟进行一次。

②损伤急性期后的处理方法

在损伤急性期后，受伤部位的炎性物质的渗出已经停止，此时应该对扭伤的部位经行热敷处理，原因是在该时期的热敷能够加快受伤部位血液循环的速度，从而加快血管对于炎性物质的吸收。

具体操作为：用热水袋或热毛巾置于扭伤部位，一次 10～15 分钟，每隔 15～20 分钟进行一次。

在该时期可以在受伤部位涂抹促进血液循环的药物，并进行简单的按摩，以保证炎症物质能够彻底被吸收。

（3）总结

综上所述，运动损伤后仅仅靠静养是不可取的，日常生活中，运动损伤在所难免，运用正确科学的康复方法，不仅能够加快损伤的恢复，也对日后的身体锻炼提供了健康保障。

12. 力量锻炼就一定要在健身房中进行吗

力量是我们人体维持运动能力以及日常生活能力的基础。很多人觉着力量训练就是练肌肉块，只能在专门的健身房中进行，是年轻人的专利。其实不然，对于所有人来说，力量训练都是必需的，并且我们可以随时随地地进行。

练习力量有很多种方法，健身房中的器械训练只是其中的一种。我们可以通过克服自身体重的训练，例如蹲起、弓步等。简单的小器械，哑铃、弹力带、沙袋等在任何地点任何时间进行训练。事实上，只要掌握正确的力量训练方法，并且愿意花时间进行力量训练，我们可以有着多种多样有趣的力量训练方法！

13. 力量训练会让爱美的女生变成大粗腿吗

很多青少年都有着这样的担忧，练力量练得我的胳膊和腿越来越粗，尤其是女生，对于进行力量锻炼十分的抵触。其实这种担忧是完全没有必要的。我们看起来腿粗、胳膊粗大多数情况下是因为我们的脂肪大量的堆积而造成的。事实上，即使女生刻意想要通过力量训练变成大块头，那也是相当困难的。由于人体激素的影响，在缺乏雄性激素的情况下，雌性激素促进脂肪堆积。因此即使是专业的女性健美运动员也需要额外地摄入大量的补充类营养品、药品才能出现健硕的肌肉块。而对于我们普通人来讲，想要通过健身中的力量训练达到这样的效果，简直是难如登天。相反，如果我们进行一定的力量训练并结合有氧运动，不仅可以帮助我们消耗脂肪，还可以让腿部、腰部、手臂变得更加结实紧绷。

更何况，想要增加肌肉块的训练，往往需要在每次进行力量训练时都进行5~8次的力竭的训练。这在训练的过程中也是非常痛苦并需要很强的毅力才能完成的。如果我们不想增加肌肉的围度，完全可以改变训练的方法而达到我们的训练目的。

14. 不吃主食能减肥吗

主食，主要指粮食，包括米、面、杂粮和薯类等。人体每天所需的能量中，碳水化合物供能占 55%～60%。主食中富含碳水化合物，是每天不可或缺的食品之一。很多想要控制体重的青少年认为少吃些主食就可以起到减肥的作用，其实这是大错特错的！

我们人体每天需要的能量其实是固定的，如果不从主食中，也就是碳水化合物中获取，就要从脂肪和蛋白质中获取。如果脂肪和蛋白质提供的热量过高、而碳水化合物提供的热量过低，对很多慢性病的预防不利，例如高血压、糖尿病。别看这些疾病离我们好似很远，事实上目前青少年患有这些慢性疾病的概率在大大提高，同时成年人患有慢性疾病往往与青少年时的不良生活习惯密不可分。

碳水化合物是人体不可缺少的营养物质，也是红细胞唯一可利用的能量，是神经系统、心脏和肌肉活动的主要能源，对构成机体组织、维持器官系统的正常功能、增强耐力等都起到重要作用。不吃主食。在开始阶段可以很快地减轻体重，其主要原因是加快了体内水分的流失，但这种减肥膳食有明显的副作用，可导致口臭、易腹泻、疲劳和肌肉痉挛，长期后果则是增大了患心血管病的风险。

另外，碳水化合物不是血糖（维持我们能正常学习和工作，大脑快速运转的能源物质）的唯一来源，不论是碳水化合物还是蛋白质和脂肪，摄入过多，都会在体内变成脂肪储存起来。来自碳水化合物的能量在体内更易被利用，而来自脂肪的能量更易转变为脂肪在体内储存。

总之，减肥应该减少摄入的是高热量食品而非主食。与其减少主食的摄入量，还不如降低那些高油脂的食物，例如油炸类食品。或者说调整烹调的习惯，减少炒菜中油脂的使用等。这些都比减少主食的摄入更加有效。

参 考 文 献

柏树令，2012. 系统解剖学（第 7 版）[M].北京：人民卫生出版社.

蔡东联，2012. 实用营养学（第 2 版）[M].北京：人民卫生出版社.

蔡云清，袁宝君，2013. 营养误区大扫除 [M].北京：军事医学科学出版社.

封纪武，柏学进，赵晶，赵兴，董雅娟，2008. 新生牛与成年牛骨髓间充质干细胞的生物学特性比较 [J].北京：中国农业科学.41（7）：2128-2135.

葛可佑，2012. 公共营养师（第 2 版）[M].北京：中国劳动保障出版社.

郭红卫，2009. 医用营养学（第 2 版）[M].上海：复旦大学出版社.

国际骨质疏松基金会，2015. 健康营养，健康骨骼.

李广元，王治伦，2002. 微量元素镓——一种强骨固钙剂 [C].第一届全国骨矿研究年会.

李广元，王治伦，2004. 微量元素镓是人体的抗癌及强骨固钙剂及其对大骨节病儿童的防治效果 [C].达能营养中心第九次学术年会.

李宏梁，王建，郭文，2012. 膳食中钙磷比例风险评估的研究 [J].食品科技（4）：101-104.

李金平，2015. 青少年骨质健康的现状与应对策略 [J].中国学校体育（8）：57.

马俊红，2013. 微量元素对特发性脊柱侧弯的影响 [D].山西医科大学.

马冠生，2013. 我国学生营养状况及相关营养改善政策 [J].中国学校卫生（6）：641-643.

毛绚霞，洪玮麒，2006. 儿童青少年时期钙和维生素 D 营养状况对成年后骨骼健康的影响 [J].中国临床营养杂志（1）：58-61.

聂凌鸿，2008. 膳食纤维的理化特性及其对人体的保健作用 [J].安徽农业科学（28）：12086-12089.

汪笛，2014. 儿童和青少年维生素 D 与代谢综合征关系 [J].中国实用儿科杂志（7）：551-554.

余慧华，孙波，詹强，2006. 青少年脊柱侧弯与习惯和饮食的关系［J］. 浙江创伤外科（3）：203-204.

于千禾，2008. 青少年营养食谱［M］. 北京：京华出版社.

张伋，王惠君，王志宏，等. 2013. 中国9省（区）1991—2009年4～17岁 儿童青少年膳食钙摄入量及变化趋势［J］. 中华流行病学杂志（9）： 857-862.

张靖，2014. 青少年这样吃才对［M］. 北京：电子工业出版社.

赵力群，2014. 儿童肥胖的影响因素分析及干预效果评价［D］. 上海：复 旦大学.

中国营养学会，2013. 中国居民膳食营养素参考摄入量.

周俭，1995. 膳食营养在骨质疏松防治中的作用［J］. 中国康复医学杂志 （6）：272-273.

Peter Burckhardt，Bess Dawson-Hughes，Robert P. Heaney，2009. 骨质疏 松营养学（第2版）［M］. 北京：人民卫生出版社.